L'INTÉRÊT GÉNÉRAL ET LES BREVETS PHARMACEUTIQUES EN AFRIQUE DANS UN CONTEXTE DE CRISE SANITAIRE

Collection « Études africaines »

dirigée par Denis Pryen et son équipe

Forte de plus de mille titres publiés à ce jour, la collection « Études africaines » fait peau neuve. Elle présentera toujours les essais généraux qui ont fait son succès, mais se déclinera désormais également par séries thématiques : droit, économie, politique, sociologie, etc.

Dernières parutions

Gabriel FOUMENA BELINGA, *Équilibre régional et nation multiculturelle au Cameroun. Contribution à la régulation équitable des différences,* 2024.
Lionel Pierre GUESSELE ISSEME (dir.), *Covid 19 et droit public en Afrique. L'influence du virus sur l'application des normes*, 2024.
Sylvain SHOMBA KINYAMBA, *La tropicalisation de la ville et de l'université de Kinshasa. Le décryptage des réponses populaires*, 2024.
Benoît TINE, *Les drogues au Sénégal. Fléau social et défis contemporains*, 2024.
Stéven Modeste YOMBI (dir.), *Nouveaux horizons du constitutionnalisme en Afrique noire francophone*, 2024.
Auguste ILOKI, Valencia ENGAMBA ILOKI, Raïssa Kartelle ILOKI, *La justice au Congo : bilan statutaire soixantenaire. L'autorité judiciaire. Le service public de la justice. Le pouvoir judiciaire,* 2024.
Charles ZAGOH, *Le franc CFA : une monnaie en débat,* 2024.
Balla CISSÉ, *Le mirage de la IVe République du Mali. 22 juillet 2023-6 juillet 2024*, 2024.
Ernest-Marie MBONDA, *Pouvoir, droits et justice en Afrique, Essais de philosophie politique appliquée*, 2024.
Jean-Alexis MFOUTOU, *Stigmatisation et discrimination au Congo-Brazzaville. L'homme devient étranger à l'homme*, 2024.

Stéphanie Ngo Mbem-Koneba

L'INTÉRÊT GÉNÉRAL ET LES BREVETS PHARMACEUTIQUES EN AFRIQUE DANS UN CONTEXTE DE CRISE SANITAIRE

L'Harmattan

5-7, rue de l'École-Polytechnique, 75005 Paris

http://www.editions-harmattan.fr

ISBN : 978-2-336-48736-6
EAN : 9782336487366

INTRODUCTION

Le monde entier a récemment été frappé par la pandémie de la COVID-19 qui a fait de nombreuses victimes. Les estimations de l'Organisation Mondiale de la Santé (OMS) révèlent que 14,9 millions de décès directement ou indirectement associés à ce virus ont été recensés dans le monde[1]. En cas de résurgence d'une pandémie comme celle de la COVID-19, on devrait pouvoir s'interroger sur les moyens, notamment juridiques, auxquels les gouvernements des pays africains pourraient avoir recours pour permettre l'accès aux médicaments dans leurs États respectifs, au regard de leurs capacités financières généralement limitées et des faibles revenus de leurs populations. Il y a lieu de s'en interroger, d'autant que ces gouvernements ont eu, dans le passé récent, de sérieuses difficultés à obtenir l'accès aux médicaments à des coûts abordables pour faire face à la pandémie du VIH/SIDA dans la période où elle battait son plein sur le continent africain vers la fin des années 1990 et le début des années 2000[2], avec des statistiques de l'ordre de plusieurs dizaines de millions de personnes

[1] OMS, « 4.9 millions de décès supplémentaires ont été associés à la pandémie de COVID-19 en 2020 et 2021 », Communiqué de presse, 05 mai 2022.
[2] C. Mfuka, « Accord sur les ADPIC et brevets pharmaceutiques : le difficile accès des pays en développement aux médicaments antisida », *Revue d'Economie Industrielle*, 2002, n° 99, pp. 191 et s.

atteintes[3]. Ils ne pourront donc manquer de faire face aux droits des titulaires des brevets, qui bénéficient légalement d'un monopole d'exploitation sur leurs inventions de produits pharmaceutiques, leur donnant le pouvoir d'interdire à des tiers leur exploitation ou leur utilisation sans leur consentement.

Il y a lieu de le souligner, ces titulaires pourraient non seulement être des grandes firmes pharmaceutiques mondiales, mais également des chercheurs et praticiens de la médecine traditionnelle des pays africains. Ceux-ci ont en effet gagné en reconnaissance et respectabilité auprès de l'OMS[4], et des gouvernements africains qui leur ont accordé des autorisations de mise sur le marché, ainsi qu'auprès de leurs populations qui ont eu recours à leurs offres de thérapie issues de la pharmacopée pour combattre la COVID-19, en complément ou indépendamment des protocoles de la médecine conventionnelle[5].

---

[3] Le rapport public 2002 de l'ONUSIDA, révélait que sur les 42 millions de personnes atteintes par le VIH/SIDA dans le monde à cette époque, plus de 38 millions se trouvaient dans les pays du Sud dont 29,4 millions en Afrique subsaharienne.

[4] OMS-Région africaine, «L'OMS soutient une médecine traditionnelle reposant sur des éléments scientifiques probants », Note d'information, 04 mai 2020 - OMS-Burundi, « Lutte contre COVID-19 au Burundi : la médecine traditionnelle, une alternative crédible et efficace ? », Note d'information, 31 août 2021.

[5] C. Lefort Rieu, C. Minfegue, « La santé globale à l'épreuve du local en contexte pandémique : Réceptions et (re) négociations des normes et modèles de lutte contre le COVID-19 au Cameroun », *Suds*, 2023/2, n°288, pp. 15 et s. - R. Sanogo, « Contribution des ressources de la médecine et de la pharmacopée traditionnelles dans la lutte contre le COVID-19 », pp. 2 et s., disponible sur https://www.lecames.org/wp-

Le brevet est un titre délivré par un organisme étatique ou interétatique sur une création technique non évidente appelée invention[6]. Le brevet pharmaceutique est donc un titre officiel conférant des droits exclusifs sur « *toute substance ou mélange de substance utilisé(e), censé(e) être approprié(e) pour être utilisé(e), fabriqué(e) ou vendu (e) pour être utilisé(e) dans (...) le diagnostic, le traitement, l'atténuation, la modification ou la prévention de maladie, d'états physiques ou mentaux anormaux ou des systèmes de ceux-ci chez les êtres humains ou [dans] le rétablissement, la correction ou la modification de toute fonction somatique, psychique ou organique de l'être humain.* »[7].

Cette définition laisse présager les liens étroits existant entre les produits pharmaceutiques et la santé publique. En effet, contrairement aux autres inventions, celles concernant ces produits ont ceci de particulier qu'elles touchent un intérêt social vital, celui de la santé. D'où l'importance d'un regard différent sur leur brevetabilité dans leurs rapports avec l'intérêt général, dans les pays en développement en général et africain en particulier.

---

content/uploads/2020/03/PTR-PMTA-NOTE-POUR-LUNDI-DU-CAMES-MT-ET-COVID19-AU-28-MARS-2020-OK_SG.pdf, consulté le 19 janvier 2024.

[6] B. Remiche, C. Cassiers, *Droit des brevets d'invention et du savoir-faire*, Bruxelles éd. Larcier, 2010, p. 82.

[7] Cette définition prend appui sur la définition du médicament à usage humain tirée du Traité portant création de l'Agence africaine du médicament, adopté le 11 février 2019 au sein de l'Union africaine.

L'intérêt général est considéré comme une notion complexe, *« très souvent utilisée »*, mais *« rarement définie »*.[8] De manière classique, deux théories divergentes contribuent à la cerner : l'une est dite utilitariste et l'autre volontariste[9]. D'après la conception utilitariste, d'essence libérale, l'intérêt général est la somme des intérêts particuliers. L'idée sous-tendant cette thèse est que l'intérêt public est réalisé lorsqu'on laisse les individus libres de réaliser leurs intérêts personnels, sans faire intervenir le pouvoir politique pour organiser les rapports entre les individus. À l'opposée, la version volontariste considère que l'intérêt général ne se résume pas à la mise en commun des intérêts particuliers, mais signifie plutôt un dépassement desdits intérêts. Cela suppose un renoncement à soi-même pour rechercher, non pas *« ce que chacun, pris séparément désire, mais ce que le citoyen peut vouloir en se mettant à la place de tout autre »*[10]. C'est la conception volontariste qui prédomine dans la tradition politique française[11] et oriente l'action de son juge administratif qui, dans sa mission de contrôle de l'action administrative, *« vérifie que la protection des intérêts individuels ne se fait pas au détriment de l'intérêt général »*[12]. C'est également cette conception volontariste que nous choisissons d'adopter pour conduire la présente étude.

---

[8] Conseil d'État, Rapport public 1999, partie thématique « L'intérêt général », Etudes et documents n 50, *La Documentation française*, 1999, p. 246

[9] *Ibid*, pp.253 et s

[10] *Ibid*, p. 259

[11] *Ibid*, p. 265 et 266.

[12] *Ibid*, p.267.

Comme paradoxalement, les brevets, sources de conflits d'intérêts et parfois de tensions, sont étroitement liés à l'intérêt général. En effet, l'institution du brevet est justifiée en ce que, par le biais de la divulgation, il constitue une incitation à la recherche industrielle et au développement des inventions nécessaires au progrès économique et social[13]. S'agissant précisément des brevets de médicament, ils permettent de résoudre des problèmes de santé publique[14] en apportant des traitements aux maladies pour lesquelles il n'existait pas de thérapie. La brevetabilité du médicament est en outre considérée comme nécessaire pour stimuler la recherche de nouveaux médicaments plus efficaces[15].

C'est à raison des bienfaits ainsi apportés par les brevets en général et les brevets pharmaceutiques en particulier que la société, au travers de la loi, accorde en contrepartie aux inventeurs qui acceptent de breveter le résultat de leurs recherches, un monopole d'exploitation temporaire sur leurs inventions. Ce monopole permet au titulaire des droits de brevet non seulement de tirer un bénéfice légitime de l'exploitation commerciale de son invention, mais aussi, dans le cas des brevets pharmaceutiques notamment, de couvrir les dépenses de recherche et développement ayant permis la réalisation de

---

[13] B. Remiche, C. Cassiers, préc., p. 38 - D. Guellec, B. Van Pottelsberghe, de la Potterie, *The Economics of the European Patent System Policy for Innovation and Competition* , Oxford University Press 2007, pp. 46-84.

[14] Sur l'importance des brevets de médicaments, lire M. De Haas, *Brevet et médicament en droit français et en droit européen*, Collection du CEIPI, Litec-Droit, 1981, p. 1 à 17 -

[15] D. Guellec, B. Van Pottelsberghe, de la Potterie, préc., pp.46-48

l'invention, stimulant ainsi la recherche et la mise au point de nouveaux médicaments[16].

Dans ce sens, M. Sabatier[17] a poussé plus loin la réflexion sur l'intérêt général et les brevets en affirmant ceci : *« Que la loi recherche à concilier intérêt collectif et intérêt personnel, ou des intérêts particuliers opposés, elle poursuit toujours un même but : satisfaire l'intérêt général ».* Sans nécessairement approuver cette assertion, elle a toutefois le mérite de mettre en relief l'importance de prendre à la fois en considération l'intérêt général, pris dans son acception volontariste, et celui de l'inventeur dans la réglementation des brevets.

La Déclaration universelle des droits de l'homme de 1948 va dans le même sillage dans son article 27. Elle affirme que « *toute personne a le droit de prendre part librement à la vie culturelle de la communauté, de jouir des arts et* ***de participer au progrès scientifique et aux bienfaits qui en résultent*** », et reconnaît dans le même temps à chacun « *le droit à la protection des intérêts moraux et matériels* ***découlant de la production scientifique****, littéraire ou artistique dont il est l'auteur* ». Ces dispositions ont été reprises au paragraphe 1 de l'article 15 du Pacte international relatif aux droits économiques, sociaux et culturels.

---

[16] F. Levêque, Y Ménière, *Economie de la propriété intellectuelle*, Paris, éd. La Découverte 2004 - F.M. Scherrer, « Le système des brevets et l'innovation dans le domaine pharmaceutique », *RIDE*, 2000, p. 109.
[17] M. Sabatier, *L'exploitation des brevets d'invention et l'intérêt général d'ordre économique*, Collection du CEIPI, Librairies techniques, 1976, p. 7.

L'importance de l'intérêt général et celui du titulaire de brevet étant ainsi précisé, il y a lieu de se demander comment les États africains, dans leur mission de régulateur des rapports sociaux, parviendraient à concilier ces deux considérations divergentes. Dans le cadre du droit des brevets pharmaceutiques, qui tire sa source aussi bien dans les conventions internationales que dans les lois internes des États en général, quelles sont les dispositions d'intérêt général permettant d'établir l'existence d'un équilibre entre ces deux intérêts, et ainsi de faire face à des crises sanitaires ? S'agissant précisément États africains caractérisés, comme tout pays en développement, entre autres, par une *« faiblesse du revenu national »*, une *« insuffisance de l'équipement sanitaire »* et une *« sous industrialisation »*[18], la détermination des règles d'intérêt général en matière de brevetabilité des produits pharmaceutiques est-elle fonction de ces particularités ?

L'examen du système international des brevets et des législations en la matière de quelques pays africains nous révèle l'existence d'éléments attestant des efforts des législateurs dans la recherche d'un équilibre entre les besoins de la collectivité et ceux des détenteurs de droits sur les brevets. Toutefois cet équilibre n'est pas toujours évident à atteindre de manière effective pour des raisons que nous nous attèlerons à déterminer, en y apportant des perspectives d'issue.

---

[18] Extraits de la définition de pays en développement tirée du *Lexique des termes juridiques*, Dalloz, 2001, 13e édition, p. 407.

PREMIÈRE PARTIE

LA RECHERCHE D'UN ÉQUILIBRE ENTRE L'INTÉRÊT GÉNÉRAL ET LES INTÉRÊTS DES TITULAIRES DE BREVETS

Sous la Convention de Paris pour protection de la propriété industrielle de 1883, les questions d'intérêt général s'agissant de la brevetabilité du médicament sont de peu d'intérêt, ladite convention n'astreignant pas ses membres à breveter les produits ou procédés pharmaceutiques.

Les pays africains, et plus généralement les pays du Sud, étaient donc en principe libres de protéger ou de ne pas protéger par le brevet les inventions pharmaceutiques. Cette donne change avec l'Accord sur les ADPIC signé en 1994 dans le cadre de l'Organisation mondiale du commerce (OMC), lequel oblige désormais les États à délivrer des brevets sur des produits ou procédés pharmaceutiques[19].

Toutefois, à côté de ce renforcement du droit des brevets, l'Accord sur les ADPIC laisse la latitude aux États membres d'élaborer leurs propres législations en matière de brevet, en fonction des caractéristiques de leurs systèmes juridiques, de leurs besoins de développement et de leur politique sur des questions d'intérêt général[20].

---

[19] En effet, aux termes de l'article 27 de l'Accord, « un brevet pourra être obtenu pour toute invention, de produit ou de procédé, **dans tous les domaines technologiques** »

[20] Voir notamment, art. 7 et 8 de l'Accord sur les ADPIC.

Nous ferons la pleine mesure des ouvertures ainsi laissées par cet accord par l'examen, d'une part de l'état du droit international sur les questions d'intérêt général en matière de brevets pharmaceutiques[21] (Chapitre premier) et, d'autre part, de la mise en œuvre des dispositions de droit international par les législations nationales des pays africains (Chapitre Deuxième).

---

[21] C. M. Correa, *Interpreting the Flexibilities Underthe TRIPS Agreement, in Access to Medicine and Vaccines, Implementing Flexibilities UnderIntellectual Property Law*, éd. Springer Open access, 2022, pp. 1-27.

CHAPITRE PREMIER

L'ÉTAT DU DROIT INTERNATIONAL SUR LES QUESTIONS D'INTÉRÊT GÉNÉRAL EN MATIÈRE DE BREVETS PHARMACEUTIQUES

L'Accord sur les ADPIC a en effet prévu des mesures de sauvegarde permettant à ses membres d'élaborer un système des brevets qui tienne compte des considérations de santé publique. Mais avant d'aborder les dérogations aux droits conférés par le brevet, prévues dans un but d'intérêt général par cet accord (Section II), il convient de présenter le contexte international ayant précédé sa signature, contexte marqué par une réticence à la brevetabilité des produits ou procédés pharmaceutiques (Section I).

Section I. Le contexte international avant l'Accord sur les ADPIC

Afin de préserver l'intérêt de la santé publique et d'éviter les risques d'abus de monopole des titulaires de brevets[22], plusieurs pays, tant développés (§1) qu'en développement (§2), étaient réticents à délivrer des brevets pharmaceutiques.

---

[22]J. Azéma, « Existe-t-il encore un brevet pharmaceutique ? » *JCP/Ed. E*, II, n° 15744, 1990, p.253. - C. Mfuka, «ADPIC et brevets pharmaceutiques : le difficile accès des pays en développement aux médicaments antisida», préc., pp.192-194.

§1. Dans les pays développés

Un bon nombre de pays industrialisés a pendant longtemps exclu les inventions pharmaceutiques du champ de la brevetabilité. C'était notamment le cas de la France avant 1959 (A) et de l'Italie avant 1978 (B).

A. La situation de la France avant 1959

Jusqu'en 1844, il n'existait pas dans la législation sur les brevets en France des restrictions expresses à la brevetabilité des produits ou procédés pharmaceutiques[23]. La loi du 7 janvier 1791, aménageant le statut *« relatif aux découvertes utiles et aux moyens d'en assurer la propriété aux inventeurs »*, se limitait à proclamer le droit de propriété exclusif de l'inventeur sur son invention. Quant à la loi du 21 Germinal an XI, elle ne prévoyait que l'interdiction aux pharmaciens de vendre des remèdes secrets pouvant faire l'objet de brevets.

C'est sous la loi du 5 juillet 1844 que le principe de leur non-brevetabilité a été clairement posé. L'article 3 de ce texte dispose : *« Ne sont pas susceptibles d'être brevetés les compositions pharmaceutiques ou remèdes de toute espèce. »*

---

[23]Sur l'historique de la brevetabilité du médicament en France, lire M. De Haas, *Brevet et médicament en droit français et en droit européen*, Collection du CEIPI, Litec-Droit, 1981, p. 66 à 84 – M. Cassier, « Brevets pharmaceutiques et santé publique en France : opposition et dispositifs spécifiques d'appropriation des médicaments entre 1791 et 2004 », *Entreprises et histoire*, 2004/2, n° 36, pp. 29 et s.

Cette interdiction, qui s'appliquait aux produits et aux procédés pharmaceutiques, a duré un siècle.

Ce n'est qu'en 1944, à raison notamment de la montée de certaines opinions en faveur des brevets du médicament, que le législateur français commence à fléchir. C'est ainsi qu'a été adoptée le 27 janvier de la même année, une loi autorisant la délivrance de brevets sur les procédés pharmaceutiques. Toutefois cette autorisation restait strictement encadrée par le décret n° 53-971 du 30 septembre 1953, créant une commission chargée de veiller que les brevets sollicités se référaient effectivement aux procédés et non aux produits pharmaceutiques, et de s'assurer que les médicaments, issus de leur exploitation, ne soient pas mis à la disposition du public en quantité insuffisante ou à des prix onéreux[24].

La levée effective de l'interdiction des brevets de médicament n'intervient qu'en 1959 par une ordonnance du 4 février, instituant un brevet spécial de médicament. Quelques années plus tard, la loi du 2 janvier 1968 a définitivement intégré l'invention de médicament, en plus des procédés pharmaceutiques, dans le droit commun des brevets.

Cette longue réticence à la brevetabilité du médicament exprime le souci qu'avait le législateur français de prendre en compte l'intérêt général et particulièrement la santé publique dans sa politique de réglementation des brevets. Cela est bien illustré dans l'exposé des motifs de l'ordonnance de 1959 qui

---

[24] M. De Haas, *Brevet et médicament en droit français et en droit européen*, préc., p.70.

énonce : « *Le médicament ne peut pas être assimilé à tous les produits de l'industrie ; sa protection, sa qualité, son prix intéressent étroitement la santé publique* ».

Cette résistance a été plus longue encore en Italie.

B. La situation de l'Italie avant 1978

L'Italie également n'a pas admis la brevetabilité du médicament pendant plusieurs années. L'article 14 du Décret royal n° 1127 du 29 juin 1939 était ainsi rédigé : « *Ni les médicaments, quelle que soit leur nature, ni les procédés utilisés pour leur fabrication, ne peuvent faire l'objet d'un brevet* ».

Cette position aussi tranchée en faveur de la non-brevetabilité du médicament a pendant longtemps fait l'objet de vifs débats au sein des milieux politiques, juridiques et économiques de la société italienne[25].

Les opposants à la brevetabilité des produits pharmaceutiques, composés majoritairement de petites et moyennes entreprises, estimaient notamment que « *l'introduction du brevet permettrait aux grandes industries de renforcer leur position de monopole au détriment des petites industries et de la masse des consommateurs qui ne pourraient attendre de cette brevetabilité qu'une*

---

[25]Voir S. Samperi, « La brevetabilité des produits pharmaceutiques en Italie - Historique et évolution récente », *La propriété industrielle*, 1979, p. 134.

augmentation des prix des médicaments nouveaux »[26]. Les partisans à la brevetabilité soutenaient quant à eux que si l'absence de brevets sur les médicaments pouvait se justifier dans la phase de développement de l'Italie, pendant laquelle il lui était avantageux d'utiliser gratuitement des expériences des inventeurs de médicaments, une telle situation ne devait plus subsister dans une période d'essor de l'industrie italienne[27]. En outre l'industrie pharmaceutique revendiquait que lui soient accordés les mêmes avantages que leurs autres concurrents européens qui pour la plupart bénéficiaient déjà de cette protection.

C'est finalement en 1978 que la brevetabilité du médicament a été reconnue à la suite d'un recours intenté par plusieurs firmes pharmaceutiques devant la Cour constitutionnelle italienne. Celle-ci, par une décision du 9 mars, a jugé anticonstitutionnelle l'interdiction des brevets de médicament.

La situation de non-brevetabilité ci-dessus décrite a davantage subsisté dans plusieurs pays en développement.

§2. Dans les pays en développement

L'opposition à la brevetabilité du médicament a été plus forte dans les pays en développement. Avant la signature de l'Accord sur les ADPIC, plusieurs de ces pays n'admettaient pas les brevets de médicament dans leurs législations.

---

[26] *Ibid*, p. 135.
[27] *Ibid*, p. 135.

C'était le cas, entre autres, de Madagascar, de l'Algérie, du Pérou, du Nigeria ou de la Thaïlande. Ainsi, l'ancienne loi thaïlandaise sur les brevets[28] disposait à l'article 9 (1) : *« Il n'est pas accordé de brevets pour les produits alimentaires, les boissons,* ***les produits pharmaceutiques ou les composants de produits pharmaceutiques*** *»*. Exceptionnellement, certains parmi eux ne délivraient que des brevets sur les procédés pharmaceutiques. Tel était le cas de l'Algérie, du Brésil ou de l'Egypte. [29]

Ces pays étant généralement à faibles revenus, l'absence de protection des inventions de médicaments leur permettait de copier légalement des médicaments brevetés dans d'autres pays afin de satisfaire les besoins de leurs populations à des prix relativement bas[30]. Actuellement et en vertu des accords par eux signés dans le cadre de l'OMC, les pays en développement sont désormais tenus de protéger les produits et les procédés pharmaceutiques, et tout copiage de médicament est devenu une contrefaçon civilement et pénalement sanctionnée[31].

On retrouve néanmoins dans l'Accord sur les ADPIC des dispositions d'intérêt général permettant d'atténuer ces contraintes.

---

[28]Loi n° 2522 sur les brevets (*Patent Act B. E. 2522*), entrée en vigueur le 12 septembre 1972.

[29]C. Mfuka, « Accords ADPIC et brevets pharmaceutiques : le difficile accès des pays en développement aux médicaments antisida », préc., p.194.

[30]Ibid., p.194.

[31]L'Accord sur les ADPIC oblige en effet ses membres, à l'article 61, à prévoir des sanctions pénales en cas d'atteinte à des droits de propriété intellectuelle.

Section II. Les dispositions d'intérêt général de l'Accord sur les ADPIC

Parmi les dispositions d'intérêt général susceptibles de s'appliquer aux brevets de médicament, on recense celles de caractère général (§1), à distinguer de celles d'un intérêt particulier pour les pays africains (§2) et les pays en développement de manière générale.

§1 Les dispositions générales

Rentrent dans ce cadre certaines dispositions relevant du droit commun des brevets. Elles concernent essentiellement les objectifs et principes posés aux articles 8 et 7 (A), les exceptions aux droits exclusifs du breveté (B), ainsi que les licences obligatoires (C).

A. Les objectifs et principes des articles 7 et 8

À travers les articles 7 et 8, l'Accord sur les ADPIC reconnaît la nécessité d'établir un équilibre entre le monopole d'exploitation conféré par le brevet et les considérations d'intérêt général.

L'article 7 rappelle les objectifs de la protection des droits de propriété intellectuelle. Ceux-ci *« devraient contribuer à la promotion de l'innovation technologique et au transfert et à la diffusion de la technologie, à l'avantage de ceux qui génèrent et de ceux qui utilisent des connaissances techniques et d'une manière propice au bien-être social et économique, et à assurer un équilibre de droits et d'obligations* ». Cette disposition exprime la volonté des rédacteurs de l'Accord sur les ADPIC d'accorder une place à l'intérêt général dans l'organisation du système des brevets. Une telle ouverture pourra par exemple justifier les restrictions que les membres de l'OMC pourraient apporter aux prérogatives du titulaire de brevet pharmaceutique, dans le but de protéger la santé publique. C'est d'ailleurs ce que précise l'article 8 qui, en substance, permet aux signataires de l'Accord :

– d'adopter des mesures nécessaires à la protection de la santé publique et à la promotion de l'intérêt public dans des secteurs d'une importance vitale pour le développement socio-économique et technologique ;

– de prendre des mesures appropriées nécessaires pour éviter l'usage abusif des droits de propriété intellectuelle par les titulaires de ces droits, ainsi que le recours à des pratiques anticoncurrentielles ou préjudiciables au transfert de technologie.

Ce même article 8 émet une limite à l'application de ces principes en précisant que ces mesures devront être prises à la condition qu'elles soient compatibles avec les dispositions de l'Accord sur les ADPIC.

B. Les exceptions aux droits exclusifs du breveté

Il s'agit des exceptions de l'article 30 de l'Accord sur les ADPIC qui dispose que :*« Les Membres pourront prévoir des exceptions limitées aux droits exclusifs conférés par un brevet, à condition que celles-ci ne portent pas atteinte de manière injustifiée à l'exploitation normale du brevet ni ne causent un préjudice injustifié aux intérêts légitimes du titulaire du brevet, compte tenu des intérêts légitimes des tiers.* »

Ainsi, deux conditions doivent être respectées pour l'application de l'article 30. Les exceptions au monopole d'exploitation du titulaire du brevet ne doivent pas porter atteinte de manière injustifiée à l'exploitation normale du brevet, ni causer un préjudice injustifié aux intérêts légitimes du titulaire du brevet, compte tenu des intérêts des tiers.

Il en résulte que, lorsque les conditions ci-dessus sont réunies et que l'intérêt des tiers l'exige, les États membres pourront empiéter sur les droits exclusifs du breveté. Dans le cadre des inventions pharmaceutiques, l'intérêt des tiers pourra être l'intérêt général de la santé publique, celle-ci étant la principale justification des atteintes aux brevets qui en résultent. L'article 30 n'établit pas une liste des cas constituant ces exceptions. Les États pourront de ce fait librement décider du contenu à leur donner. D'après certains auteurs[32], ces atteintes sont celles généralement prévues dans les législations nationales sur les brevets, tels les actes accomplis dans un cadre privé et à des fins non commerciales, les préparations de médicaments par unité dans les officines de pharmacie sur ordonnance médicale, les actes accomplis à titre expérimental portant sur l'invention brevetée, à l'exclusion des licences obligatoires qui font l'objet de dispositions spécifiques à l'article 31.

---

[32] C. Correa, « Développements récents dans le domaine des inventions pharmaceutiques : mise en œuvre de l'Accord sur les ADPIC », *RIDE,* 2000/1, p27.

C. Les licences obligatoires

La licence obligatoire, également appelée licence non volontaire, autoritaire ou imposée, est de manière générale définie comme *« une autorisation donnée par une autorité judiciaire ou administrative à un tiers d'utiliser une invention brevetée sans l'autorisation du titulaire du brevet pour divers motifs d'intérêt général. »*[33]. C'est donc l'intérêt général qui préside à l'octroi des licences obligatoires.

La question des licences obligatoires dans l'Accord sur les ADPIC est réglée à l'article 31 sous le titre *« Autres utilisations sans autorisation du détenteur du droit »*. Déjà, la Convention de Paris, à l'article 5A-2, donne la faculté aux États signataires de concéder des licences obligatoires *« pour prévenir les abus qui pourraient résulter du droit exclusif conféré par le brevet »*. Cette convention prévoit également les conditions d'octroi des licences obligatoires à l'article 5A-4. L'Accord sur les ADPIC a davantage précisé le régime d'octroi des licences obligatoires[34], dont deux types se dessinent à l'examen de l'article 31. Nous qualifions l'un de régime normal et l'autre de régime exceptionnel.

---

33 C. Correa, *Intégration des considérations de santé publique dans les législations en matière de brevets des pays en développement*, South Centre, 2001, p. *xiv*.

34 Y. A. Vawda, « Compulsory Licenses and Government Use: Challenges and Opportunities », in *Access to Medicines and Vaccines Implementing Flexibilities Under Intellectual Property Law*(Dir), C. M. Correa and R. M. Hilty, Springer, 2022, pp. 78-79.

Le régime normal, qui correspond au droit commun des licences obligatoires, est inscrit au paragraphe b) de l'article 31. Il concerne les cas ordinaires d'attribution de licences obligatoires et pour lesquels il est requis l'autorisation du titulaire du brevet. Tel est le cas des licences obligatoires pour défaut ou insuffisance d'exploitation.

Quant au régime exceptionnel, il est prévu aux paragraphes b) et k), et s'applique dans les cas d'urgence ou d'extrême urgence, d'utilisation publique à des fins non commerciales, et de pratiques du breveté jugées anticoncurrentielles. Lorsque ces circonstances sont établies, l'Accord sur les ADPIC prévoit des règles particulièrement souples. Ainsi pour l'attribution d'une licence obligatoire, il est simplement exigé d'aviser le titulaire de droits de sa concession, *« aussitôt qu'il sera raisonnablement possible »* dans les cas d'urgence ou d'extrême urgence, ou *« dans les moindres délais »* pour ce qui est des utilisations publiques à des fins non commerciales. Bien plus, ces formalités ne sont pas requises en cas de licences obligatoires octroyées à la suite à de pratiques anticoncurrentielles.

Toutefois, l'exploitation des licences obligatoires, sous ces deux régimes, est soumise à certaines modalités. En plus de ce que le breveté doit recevoir une rémunération adéquate, ces licences sont non exclusives, seront suspendues dès lors que les circonstances ayant justifié leur octroi cesseront d'exister, ne sont cessibles qu'avec la partie de l'entreprise ou du fonds de commerce à laquelle elles sont rattachées, et enfin ne sont autorisées principalement que pour approvisionner le marché intérieur de l'État qui les délivre. À cause de sérieux problèmes de mise en œuvre qu'a suscités cette dernière condition dans certains pays en développement et notamment africains, les dispositions de l'article 31 ont été amendées par l'ajout d'un article 31 *bis* qui permet désormais, sous certaines conditions, aux États membres de l'OMC disposant des capacités de production de médicaments, de les exporter, dans le cadre des licences obligatoires dans un pays membre n'en disposant pas, sans qu'on puisse leur opposer la restriction de limitation de production de médicament sous licence obligation pour l'approvisionnement principal de son marché extérieur. Le Rwanda a eu à utiliser cette ouverture de l'Accord sur les ADPIC pour approvisionner en 2008, via le mécanisme de la licence obligatoire, ses populations en médicaments fabriqués au Canada[35].

Ces dispositions sont d'une importance particulière pour les pays en développement en général, et africains en particulier, notamment pour assurer l'accès aux médicaments à leurs populations à des prix abordables. Toutefois, comme le soulignent B. Remiche et H. Desterbecq[36], ces pays, devront être attentifs, dans l'organisation du système des licences obligatoires, aux facteurs qui limiteraient leur efficacité. Parmi ces facteurs, ils citent la durée de la procédure, l'importance du risque commercial encouru par le licencié du fait du caractère non

---

35. S. Guennif, « La licence obligatoire : outil emblématique de la protection de la santé publique au Sud », Revue de la régulation. Capitalisme, institutions, pouvoirs, n° 17, 1er semestre, 2015, points 27 et s., point 107.

36 B. Remiche et H. Desterbecq, « Les brevets pharmaceutiques dans les accords du GATT : l'enjeu ? », *RIDE,* 1996/1, p.38.

exclusif de la licence obligatoire et les problèmes relatifs à la communication du savoir-faire lié à l'utilisation du brevet.

Au vu de ce qui précède, et sous réserve de cette mise en garde, les licences obligatoires se présentent comme un moyen efficace pour concilier les intérêts des titulaires de brevets et l'intérêt public.

Pour tirer pleinement profit des mesures de sauvegarde de l'article 31, C. Correa[37] préconise aux pays en développement de fixer très précisément dans leurs lois nationales les raisons et conditions justifiant l'octroi des licences obligatoires, car, estime-t-il, *« ce sont les dispositions de la loi nationale et sa bonne administration par des autorités nationales informées qui décideront de la portée et de l'efficacité du système. »*

Les développements précédents ont permis de démontrer que, quoiqu'obligeant d'accorder des brevets pharmaceutiques, l'Accord sur les ADPIC, de par les différentes exceptions aux droits sur le brevet qu'il autorise, n'est pas indifférent à la nécessité de concilier les intérêts des détenteurs de droit et l'intérêt public.

Par ailleurs, d'autres dispositions concernant particulièrement les pays en développement, et africains en particulier, l'attestent davantage.

---

[37] C. Correa, *Droit de la propriété intellectuelle et licences obligatoires : options pour les pays en développement*, Centre Sud, 2002 (version française), p.23.

§2. Les dispositions spéciales

Ces dispositions sont celles relatives aux périodes transitoires accordées dans l'Accord sur les ADPIC aux pays en développement (A) et à la déclaration spéciale sur ledit accord et la santé publique, faite lors de la conférence ministérielle de l'OMC à Doha en novembre 2001 (B).

A. Les périodes transitoires

Les périodes transitoires sont prévues dans l'Accord sur les ADPIC pour organiser son application au niveau interne des États membres. Leur fixation s'est faite en fonction du niveau de protection des droits de propriété intellectuelle de ses membres. Contrairement aux pays industrialisés qui étaient astreints à mettre leurs législations en conformité avec l'Accord au 1er janvier 1995, les pays en développement et les pays les moins avancés ont bénéficié de périodes plus longues[38].

Ces mesures dérogatoires ont été prises en tenant compte de l'état de protection des brevets de produits dans ces pays et de leur niveau de développement[39].

---

[38] Les dispositions sur les périodes transitoires sont prévues aux articles 65 et 66 de l'Accord – N.P. de Carvalho, *The TRIPS Regime of Patent Rights*, La Haye Kluwer Law International, 2005, p.45.
[39] N.P. de Carvalho, *The TRIPS Regime of Patent Rights*, préc., pp. 45 et s.

Ainsi pour les pays en développement, cette période s'étendait jusqu'à l'an 2000 pour ceux qui délivraient déjà des brevets sur les brevets pharmaceutiques à la date de signature de l'Accord sur les ADPIC. Ceux d'entre eux qui n'accordaient pas cette protection ont été autorisés à la différer pendant une période supplémentaire de cinq ans, c'est-à-dire jusqu'en 2005. C'est le cas par exemple du Maroc et de la Tunisie qui ont notifié au Conseil des ADPIC[40] qu'ils n'accorderaient pas de protection par brevet aux produits pharmaceutiques pendant cette période[41].

En ce qui concerne les pays les moins avancés, ils ont été exemptés de l'application de l'ensemble des dispositions de l'Accord sur les ADPIC, à l'exception de celles sur le traitement national[42] et le traitement de la nation la plus favorisée[43], pour une période longue. Celle-ci, qui allait jusqu'en 2006 à la signature de l'Accord a été prorogée jusqu'en 2016 dans la Déclaration de Doha sur l'Accord sur les ADPIC et la santé publique entérinée par une décision du Conseil

---

[40]Au sein de l'OMC, le Conseil des ADPIC est l'organe chargé de superviser le fonctionnement de l'Accord sur les ADPIC.

[41] Voir, A. Otten, « Les brevets couvrant les produits pharmaceutiques et l'Accord sur les ADPIC », *RIDE*, 2000/1, p. 164.

[42]Principe qui prescrit aux États membres de la Convention de Paris, de Berne et aux membres de l'OMC (à travers l'Accord sur les ADPIC) de garantir aux étrangers, dans les matières respectives de propriété intellectuelle qu'elles régissent, les mêmes droits et avantages que ceux accordés aux nationaux (Voir art. 2 parag. 1er Conv. de Paris).

[43] Principe qui prescrit aux parties à l'Accord sur les ADPIC, membres de l'OMC, d'accorder sans condition aux autres pays membres tous les avantages, faveurs, privilèges ou immunités qu'ils accorderaient en particulier aux ressortissants d'un autre État.

des ADPIC du 27 juin 2002. De plus, l'Accord sur les ADPIC prévoit une possibilité d'extension de ce délai si des contraintes d'ordre économique, financier ou administratif viennent à l'exiger (article 66). C'est ainsi que cette période transitoire a été étendue jusqu'en 2033 pour les pays les moins avancés[44].

En plus de faciliter la mise en œuvre de l'Accord sur les ADPIC, ces périodes transitoires pourront permettre aux pays les moins avancés qui en sont encore bénéficiaires, de résoudre leurs problèmes de santé publique en exploitant gratuitement des inventions de médicaments brevetés ailleurs.

La période du bénéfice des périodes transitoires ayant expiré pour les pays en développement, il ne leur reste plus qu'à exploiter les marges de liberté laissées par l'Accord sur les ADPIC et réaffirmées dans la Déclaration de Doha sur la santé publique.

B. Les acquis de la Déclaration de Doha

Le procès intenté en 1999 par des firmes pharmaceutiques contre le gouvernement sud-africain[45], doublé des hésitations croissantes des pays

---

[44]OMC, « Période de transition en faveur des pays en développement », https://www.wto.org/french/tratop_f/trips_f/factsheet_pharm04_f.htm, consulté le 12 mai 2023.

[45]C'est le procès intenté en 1999 par certaines sociétés multinationales pharmaceutiques établies en Afrique du Sud contre l'État sud-africain, suite au vote en 1997 du *Medecine and Related Substances Control Amendment Act*, autorisant, entres autres, les importations parallèles de médicaments génériques.

en développement pour l'application des mesures de sauvegarde de l'Accord sur les ADPIC aux questions de santé publique, ont conduit le groupe africain à l'OMC à soumettre au conseil des ADPIC en juin 2001, une proposition de texte sur l'accord sur les ADPIC et la santé publique, en vue d'une éventuelle adoption pendant la conférence ministérielle de l'OMC qui devait se tenir à Doha au Qatar dans la même année. L'objectif des initiateurs de ce projet était d'obtenir que soit précisé le lien entre l'Accord sur les ADPIC et les politiques d'accès aux médicaments, et notamment de clarifier le rôle et l'utilisation des licences obligatoires et des importations parallèles[46].

C'est ce qui a été fait lors de cette conférence ministérielle qui s'est tenue en novembre 2001. Les représentants des États membres de l'OMC présents à cette conférence ont adopté, à côté d'une déclaration générale, une déclaration spéciale sur l'Accord sur les ADPIC et la santé publique.

Dans cette déclaration, les ministres présents à la conférence de Doha, tout en reconnaissant *« la gravité des problèmes de santé publique qui touchent de nombreux pays en développement et pays les moins avancés »*, ont affirmé que :

– L'accord sur les ADPIC n'empêche pas ses membres de prendre des mesures pour protéger la santé publique et devrait être interprété d'une manière qui

[46] Lire dans ce sens, F. Samb, « La déclaration de Doha sur les ADPIC et les médicaments : quelles leçons pour le réexamen de l'Accord sur les ADPIC et le processus de négociations à Genève ? », in *Commerce, propriété intellectuelle et développement durable vus de l'Afrique* (Dir), R. M. Ortiz et autres, ICTSD, Solagral, ENDA Tiers Monde, 2002 ; pp. 83 à 85.

appuie le droit des membres de l'OMC à promouvoir l'accès de tous aux médicaments ;

– Les membres de l'OMC ont le droit de recourir pleinement aux flexibilités que l'Accord sur les ADPIC ménage à cet effet ;

– Les membres de l'OMC ont chacun le droit d'octroyer des licences obligatoires et de déterminer les motifs pour lesquels de telles licences sont accordées, ainsi que de déterminer ce qui constitue une situation d'urgence nationale ou d'extrême urgence pour leur attribution ; tout en précisant que les crises liées au VIH/SIDA, au paludisme, à la tuberculose et à d'autres épidémies constituent des situations d'urgence ;

– Chaque membre a la liberté d'établir son propre régime d'épuisement des droits, sous réserve des dispositions en matière de traitement national et de traitement de la nation la plus favorisée.

Comme d'autres points essentiels, en plus de la prorogation à 2016 des périodes transitoires pour les pays moins avancés, mandat a également été donné au Conseil des ADPIC pour trouver une solution aux difficultés rencontrées dans le recours aux licences obligatoires par les États membres ne disposant pas de capacités suffisantes de fabrication de produits pharmaceutiques, aboutissant à l'adoption de l'article 31 bis, précité, de l'Accord sur les ADPIC.

En tout état de cause et quoique non obligatoire[47], la Déclaration de Doha sur l'Accord sur

---

47 En droit international public, la déclaration n'a pas de force obligatoire. – E. Decaux, « Déclarations et conventions en droit international », *Cahiers du Conseil Constitutionnel*, N° 27,

les ADPIC et la santé publique a ouvert la voie aux pays en développement pour organiser librement un droit des brevets à la fois protecteur des intérêts du breveté et de la santé publique. Cette déclaration est affirmée ou implicitement évoquée dans les arrangements africains en matière de propriété intellectuelle, tels que l'Acte de révision de l'Accord de Bangui du 14 décembre 2015 portant création de l'Organisation africaine de la propriété intellectuelle (OAPI)[48] et le Protocole ZLECAf sur les droits de propriété intellectuelle.

Reste maintenant à voir comment ces dispositions d'intérêt général du droit international sont mises en œuvre dans les pays africains.

Janvier 2007,https://www.conseil-constitutionnel.fr/nouveaux-cahiers-du-conseil-constitutionnel/declarations-et-conventions-en-droit-international, consulté le 10/03/2024.

[48] Voir préambule de l'Accord de Bangui (2015).

CHAPITRE DEUXIÈME

LA MISE EN ŒUVRE DES DISPOSITIONS INTERNATIONALES EN DROIT INTERNE DES PAYS AFRICAINS

En nous appuyant sur quelques lois africaines relatives aux brevets d'invention, nous nous intéresserons à la manière dont certains pays exploitent les mesures de sauvegarde prévues dans l'Accord sur les ADPIC pour atténuer l'impact du renforcement des droits de brevet sur l'accès aux produits pharmaceutiques. Il convient ainsi d'examiner les sujétions imposées aux détenteurs de brevets (Section I) et d'accorder une attention particulière à l'octroi des licences obligatoires (section II).

Section I. Les sujétions imposées aux détenteurs de brevets

On les retrouve dans les diverses limitations apportées au monopole d'exploitation conféré par le brevet (§1) et dans le cadre du contrôle des pratiques restrictives dans les contrats de licence (§2).

§1. Les limitations des prérogatives du breveté

Ces limitations rentrent dans le cadre des exceptions aux droits exclusifs conférés par le brevet de l'article 30 de l'Accord sur les ADPIC et sont nombreuses. Mais nous limiterons notre étude à celles touchant spécifiquement aux brevets pharmaceutiques, à savoir, l'épuisement des droits (A), les expérimentations (B) et l'autorisation d'exploitation anticipée de l'invention brevetée, dite « exception Bolar » (C).

A. L'épuisement des droits

D'origine allemande, le principe de l'épuisement des droits repose sur la philosophie selon laquelle la récompense de l'effort créatif de l'inventeur lui est normalement procurée au moment où il commercialise pour la première fois son invention. Il en découle que le titulaire du brevet ne pourra plus s'opposer à la libre circulation de son invention une fois que celle-ci a été mise dans le commerce par lui ou avec son consentement[49]. La conséquence directe de cette règle est la liberté des importations parallèles de produits incorporant les inventions brevetées[50].

À l'article 6, l'Accord sur les ADPIC laisse libre ses membres, sous réserve du respect des principes du traitement national et du traitement de la nation la plus favorisée, d'opter pour l'application ou la non-application de l'épuisement des droits sur leur territoire. L'Accord entérine cette liberté à l'article 28. Ainsi, en même temps que cette disposition énumère

---

49 Ces développements sur l'épuisement des droits sont tirés de l'article de B. Remiche et D. Desterbecq, « Les brevets pharmaceutiques dans les accords du GATT: quels enjeux ? » préc., p.50.

50 I. Calboli, « Intellectual Property Exhaustion and Parallel Imports of Pharmaceuticals: A Comparative and Critical Review », in *Access to Medicines and Vaccines Implementing Flexibilities Under Intellectual Property Law* (Dir) C. M. Correa, R. M. Hilty, éd. Springer Open Edition, 2022, PP. 31 et s.

les différents droits conférés par le brevet, elle apporte un tempérament s'agissant du droit d'interdire d'importer le produit breveté, en précisant que ce droit *« est subordonné aux dispositions de l'article 6. »*

En fonction de son étendue géographique, l'épuisement des droits est national, régional ou international. Il ressort de l'examen de quelques législations sur les brevets des pays africains que ceux-ci ont opté pour l'une ou l'autre forme d'épuisement des droits.

L'épuisement international a été adopté par la loi kenyane n° 3 de 2001 modifiée par la loi n° 11 de 2017. L'article 58 alinéa 2 de ce texte dispose : *« The rights under the patent shall not extend to acts in respect of articles which have been put on the market in Kenya or in any other country or imported into Kenya by the owner of the patent or with his express consent. »*

De même, l'ordonnance algérienne n° 03-07 du 19 Joumala El Oula 1424 (correspondant au 19 juillet 2003) relative aux brevets d'invention prévoit que *« Les droits découlant d'un brevet d'invention ne s'étendent qu'aux actes accomplis à des fins industrielles ou commerciales. Ces droits ne s'étendent pas (...) aux actes concernant le produit couvert par ce brevet après que le produit ait été licitement mis dans le commerce »*[51]. Ainsi, la loi algérienne admet que les droits du breveté sont épuisés même lorsque la commercialisation de

[51] Art. 12 al. 2

l'invention brevetée par un tiers résulte d'une autorisation légale. Il s'agit là d'une conception de l'épuisement des droits totalement différente de celle généralement admise dans d'autres législations et pour lesquelles l'épuisement des droits se réalise uniquement lorsque le brevet est mis dans le commerce par son titulaire ou avec son consentement.[31]. Au regard de cette disposition pourrait-on conduire à appliquer la règle de l'épuisement des droits, même lorsque le brevet pharmaceutique a été mis dans le commerce par le moyen d'une licence obligatoire ? À notre avis cela n'est pas juridiquement envisageable, étant donné que, comme nous l'avons vu, l'Accord sur les ADPIC n'autorise en principe l'utilisation de la licence obligatoire que pour approvisionner principalement le marché intérieur de l'État qui l'octroie.

Dans le système de l'Organisation africaine de la propriété intellectuelle (OAPI)[52]., c'est l'épuisement régional qui est admis, en attendant l'entrée en vigueur imminente[53] d'une nouvelle annexe sur les brevets d'invention. L'Accord de Bangui du 2 mars 1977, révisé en 1999, organisant la protection de la propriété intellectuelle dans la zone OAPI, mentionne à l'article 8 de l'Annexe I que *« les droits découlant du brevet ne s'étendent pas (...) aux actes relatifs à des*

---

[52] L'Organisation Africaine de la Propriété Intellectuelle (OAPI.) est, avec l'ARIPO, l'un des deux offices régionaux africains de propriété intellectuelle. Il regroupe 17 pays membres: le Bénin, le Burkina Faso, le Cameroun, les Comores, la République Centrafricaine, le Congo, la Côte d'Ivoire, le Gabon, la Guinée, la Guinée, la Gabon, la Guinée, la Guinée-Bissau, la Guinée Equatoriale, le Mali, la Mauritanie, le Niger, le Sénégal, le Tchad et le Togo.

[53] Prévue pour le 1er janvier 2025.

objets mis dans le commerce sur le territoire d'un État membre par le titulaire du brevet ou avec son consentement ». Le choix de l'épuisement régional au sein de l'OAPI fait l'objet de nombreuses critiques de la part des organisations non gouvernementales de promotion de l'accès aux médicaments et de certains auteurs[54]. Ceux-ci estiment que l'épuisement régional des droits en matière de brevets de médicament constitue un obstacle aux importations parallèles de médicaments dans les pays hors OAPI qui proposeraient de bas prix. A.TANKOANO[55] suggère ainsi l'adoption dans l'OAPI de l'épuisement international des droits qui d'après lui *« pourrait favoriser des importations parallèles de médicaments pour les vendre à des prix plus abordables aux populations africaines le plus souvent démunies pour enrayer les maladies endémiques »*. Les États membres de l'OAPI n'ont pas été indifférents face à ces critiques puisque l'Annexe I de l'Acte de révision de l'Accord de Bangui, dont l'entrée en vigueur est prévue pour le 1er janvier 2025 adopte désormais l'épuisement international des droits à travers l'article 7 alinéa 1 (a) qui dispose que : *« les droits conférés par le brevet ne s'étendent pas (...) à l'offre, à l'importation, à la détention ou à l'utilisation du produit breveté effectuées sur le territoire d'un État membre, après que ce produit a été mis de manière licite dans le commerce dans*

---

54 C'est le cas par exemple de A. Tankoano, « Les importations parallèles et les licences volontaires dans le nouveau droit des brevets des États membres de l'OAPI », in *Commerce, propriété intellectuelle et développement durable vus de l'Afrique* (Dir.), R. M. Oritz et autres, ICTSD, Solagral, ENDA Tiers Monde, 2002, pp.116 et suivantes.

55 *Ibid*, p.117.

quelque pays que ce soit par le propriétaire du brevet ou avec son consentement explicite ».

S'agissant de la République Démocratique du Congo, la loi n° 82-001 du 7 janvier 1982 relative à la propriété industrielle ne prévoit pas de dispositions sur l'épuisement des droits. Au regard de la date d'adoption de cette loi, le législateur de ce pays n'a pas encore intégré dans son droit positif les règles de protection de la propriété intellectuelle de l'Accord sur les ADPIC. En ce qui concerne particulièrement l'épuisement des droits, cette situation ne favorise pas les importations parallèles de produits pharmaceutiques, le titulaire d'un brevet pouvant légitimement empêcher à des tiers d'importer des médicaments sur lesquels portent ses droits exclusifs. En cas de crise sanitaire, la licence obligatoire est le seul recours auquel le gouvernement pourrait avoir pour l'approvisionnement en produits pharmaceutiques, alors que l'Accord sur les ADPIC accorde la liberté aux membres de l'OMC sur le choix de l'étendue de cette limitation aux droits conférés par le brevet.

B. Les expérimentations

Cette exception permet à des tiers d'accomplir certains actes sur des inventions brevetées, à titre expérimental et à des fins scientifiques ou techniques.

Dans le système OAPI, l'Accord de Bangui en vigueur[56], à l'article 8 de l'Annexe I, dispose que *« les droits découlant du brevet ne s'étendent pas (...) aux*

---

[56] Acte de 1999.

actes relatifs à une invention brevetée accomplis à des fins expérimentales dans le cadre de la recherche scientifique et technique ».

On retrouve également des dispositions similaires dans la plupart des textes africains sur les brevets d'invention[57].

Selon M. De Haas, l'intérêt de l'exception d'expérimentation dans le domaine pharmaceutique serait de permettre aux laboratoires de *« comparer les propriétés des produits qu'ils ont mis au point à celles de produits antérieurement brevetés par des concurrents »*[58], afin de mettre au point des médicaments plus utiles ou moins nocifs. Ces expérimentations pourraient davantage être utiles pour la préparation de la fabrication de médicaments génériques en prévision de l'entrée prochaine dans le domaine public d'une invention pharmaceutique brevetée.

C. L'exception « Bolar »

Certains pays autorisent les fabricants de médicaments génériques à utiliser les inventions de médicament brevetées, avant leur expiration, sans l'autorisation des titulaires du brevet ; cela, afin d'obtenir l'homologation du générique et de favoriser sa commercialisation dès l'expiration du brevet. Cette exception, dite exception « Bolar »[59], présente dans la

---

[57] Par exemple, à l'article 57 al. 3, loi n° 1/13 du 28 juillet 2009 relative à la propriété industrielle du Burundi.

[58] M. DE HAAS, *Brevet et médicament en droit français et en droit européen*, préc., p.425.

[59] V. M. Tellez, « Bolar Exception », in *Access to Medicines and Vaccines Implementing Flexibilities Under Intellectual Property*

législation sur les brevets de plusieurs pays industrialisés[60], a été reconnue compatible avec les dispositions de l'Accord sur les ADPIC par un groupe spécial de l'OMC, dans le cadre du règlement d'un différend opposant l'Union européenne au Canada[61].

Certains textes africains récemment adoptés sur les brevets d'invention ou en cours d'adoption intègrent cette exception. Ainsi, dans le système de l'OAPI, l'Annexe I de l'Acte de 2015 de l'Accord de Bangui prévoit que les droits découlant du brevet d'invention ne s'appliquent pas « aux études et essais requis en vue de l'obtention d'une autorisation de mise sur le marché pour un médicament, ainsi qu'aux actes nécessaires à leur réalisation et à l'obtention de l'autorisation »[62].

L'exception « Bolar » est d'un intérêt particulier pour les pays africains dans la mesure où elle permet de commercialiser rapidement la version générique d'un médicament une fois que le brevet prend fin. Il serait donc judicieux pour la plupart de ces pays de l'insérer dans leurs lois sur les brevets, afin d'accélérer les procédures de mise sur le marché des génériques, et par là contribuer à la baisse des prix de médicaments.

Ces différentes exceptions aux droits exclusifs conférés par le brevet ne sont pas les seules

---

Law (Dir), C. M. Correa and R. M. Hilty, éd Springer, pp. 135 et s.

[60] C'est le cas notamment des Etats-Unis, du Canada, de l'Australie et d'Israël.

[61] OMC, WT/DS114/R du 17 mars 2000.

[62] Art. 7 al. 1 (d).

contraintes que peut subir le titulaire du brevet pour des considérations touchant à l'intérêt général. Ces exceptions devraient par anticipation être prises par les pays africains, afin de les exploiter efficacement dans des situations de crise sanitaire.

§2. Le contrôle des pratiques restrictives dans les contrats de licence

Pour éviter des abus et lutter contre les pratiques restrictives de concurrence dans les contrats de licence, la plupart des États, industrialisés, plus avertis sur les enjeux économiques et sociaux autour de la propriété intellectuelle, contrôlent le contenu des clauses de ces accords.

Le contrôle des pratiques anticoncurrentielles dans les contrats de licence est prévu à l'article 40, paragraphe 2 de l'Accord sur les ADPIC en ces termes : « *Aucune disposition du présent Accord n'empêchera les Membres de spécifier dans leur législation les pratiques ou conditions en matière de concession de licences qui pourront, dans des cas particuliers, constituer un usage abusif de droits de propriété intellectuelle ayant un effet préjudiciable sur la concurrence sur le marché considéré. (...) Un Membre pourra adopter, en conformité avec les autres dispositions du présent accord, des mesures appropriées pour prévenir ou contrôler ces pratiques, qui peuvent comprendre, par exemple, des clauses de rétrocession exclusives, des conditions empêchant la contestation de la validité et un régime coercitif de licences groupées, à la lumière des lois et réglementations pertinentes dudit Membre* ».

On retrouve dans les lois africaines sur les brevets des dispositions réglementant la concession des licences, de manière à y empêcher des clauses anticoncurrentielles ou restrictives de la concurrence.

Certaines sont présentées de manière générale sans une énumération détaillée de ces clauses. C'est le cas notamment dans l'OAPI, où les termes de l'article 37 paragraphe 1 de l'Annexe 1 de l'Accord de Bangui révisé se limitent à frapper de nullité les clauses contractuelles qui *« imposent au concessionnaire de la licence, sur le plan industriel ou commercial, des limitations ne résultant pas des droits conférés par le brevet ou non nécessaires pour le maintien de ces droits »*, sans plus.

D'autres lois sont plus précises et énumèrent expressément les clauses restrictives. Ainsi, l'article 90 de la loi sud-africaine n° 57 de 1978, en 1996 et 2002 déclare en substance nulles, les clauses contenues dans les contrats de licences, ayant pour effet :

- De restreindre la possibilité pour le preneur de licence, ou de lui interdire, d'acquérir ou d'utiliser des produits brevetés ou non, provenant de personnes autres que le titulaire du brevet concédé en licence ;
- De restreindre la possibilité pour le licencié, ou de lui interdire, d'utiliser un article ou un procédé non breveté ;
- D'exiger du licencié qu'il acquière du donneur de licence ou d'une personne désignée par celui-ci d'autres choses que l'invention brevetée objet de la licence ;
- D'interdire ou de restreindre l'exploitation, l'application ou la commercialisation de l'invention

brevetée objet de la licence, dans tout pays dans lequel elle n'est pas brevetée.

Dans le domaine des brevets de médicament, un tel dispositif de contrôle pourra permettre d'éviter que certaines stipulations de contrats de licence conduisent à une hausse exagérée des prix ou limitent les possibilités d'accès aux médicaments à des coûts abordables. L'octroi des licences obligatoires permet de sanctionner de telles pratiques.

Section II. L'octroi des licences obligatoires

Lorsqu'elles sont bien réglementées, les licences obligatoires sont un outil efficace qui pourrait permettre aux pays africains de faire face aux crises sanitaires en facilitant l'accès aux produits pharmaceutiques. Nous examinerons les motifs (§1) et les modalités (§2) d'octroi de licences obligatoires en rapport avec les brevets pharmaceutiques dans quelques-uns de ces pays.

§1. Les motifs d'octroi des licences obligatoires

Parmi les motifs d'octroi de licences obligatoires susceptibles d'intéresser les brevets pharmaceutiques, on retrouve l'urgence (A), l'intérêt de la santé publique (B), le défaut ou l'insuffisance d'exploitation (C), l'abus de droit ou les pratiques anticoncurrentielles (D).

A. Les situations d'urgence

Ce motif cadre bien avec les situations de crise sanitaire, qui pourraient obliger les gouvernements à trouver des solutions urgentes en faveur de leurs populations. La possibilité d'accorder des licences obligatoires dans les cas d'urgence ou d'extrême urgence a été expressément visée par l'Accord sur les ADPIC à l'article 31. Bien plus, la Déclaration de Doha sur l'Accord sur les ADPIC et la santé publique affirme dans son paragraphe 5 (c) le droit pour chaque membre de *« déterminer ce qui constitue une situation d'urgence nationale ou d'autres circonstances d'extrême urgence »*.

Dans le cadre de la mise en conformité des dispositions de droit national avec celles de l'Accord sur les ADPIC, certains pays africains ont inclus dans leurs lois sur les brevets les licences obligatoires pour cause d'urgence.

Ainsi au Kenya, la loi sur les brevets prévoit en substance que dans les situations d'urgence et d'extrême urgence, le gouvernement peut prendre des mesures pour ordonner l'attribution d'une licence obligatoire en avisant le titulaire du brevet dès que possible. Une telle disposition favorise la prise de mesures urgentes en cas de crise sanitaire, sans avoir à se soumettre à l'exigence ordinaire, en matière d'octroi de licence obligatoire, de tenter préalablement d'obtenir une licence contractuelle auprès du titulaire de brevets[63].

---

[63]Article 80 alinéa 2 loi n° 3 de 2001, modifiée en 2012 et 2016 – On retrouve également des dispositions similaires dans la loi égyptienne (art. Art. 23.1 (B), Law on the protection of intellectual property rights).

Des dispositions similaires sont également prévues dans l'Acte de 2015, en cours d'entrée en vigueur, de l'Annexe I de l'Accord de Bangui[64] du système de l'OAPI, mais ne s'appliquent qu'en cas de tentative infructueuse de négociation préalable avec le titulaire des droits. Pour des situations d'urgence ou d'extrême urgence, on ne devrait pas s'entourer d'une telle précaution dès lors que l'Accord sur les ADPIC simplifie dans ces circonstances les conditions d'application des licences obligatoires, en prévoyant de simplement aviser le titulaire des droits *« aussitôt qu'il sera raisonnablement possible » ?* La négociation préalable avec le breveté n'est donc pas nécessaire dans ces cas.

Des exemples de circonstances d'urgence ont été donnés dans la Déclaration de Doha sur les ADPIC et la Santé publique au paragraphe 5 (c). Il en ressort que *« les crises dans le domaine de la santé publique, y compris celles qui sont liées au VIH/SIDA, à la tuberculose, au paludisme et à d'autres épidémies, peuvent représenter une situation d'urgence nationale ou d'autres circonstances d'extrême urgence »*. Certains pays ont même déjà autorisé l'octroi des licences obligatoires pour urgence dans le sens de l'interprétation faite à Doha. C'est le cas du Zimbabwe où en mai 2002, le ministre de la justice, des affaires juridiques et des affaires parlementaires avait, par un avis, déclaré une « urgence d'une période de six mois, à compter de la date de promulgation de cet avis, afin de permettre à l'État ou à une personne autorisée par le ministre en vertu la section 34 de la Loi a) de fabriquer ou utiliser tout médicament breveté, y compris tout médicament antirétroviral,

---

[64]Article 58.

utilisé dans le traitement des personnes souffrant du VIH/SIDA ou de maladies liées au VIH/SIDA ; b) d'importer tout médicament générique utilisé dans le traitement des personnes souffrant du VIH/SIDA ou de maladies liées au VIH/SIDA »[65].

B. L'intérêt de la santé publique

Par opposition aux licences obligatoires pour cause d'urgence qui devraient pouvoir s'appliquer dans des situations exceptionnelles, la licence obligatoire dans l'intérêt de la santé publique, concerne exclusivement les questions de santé.

Au sein de l'OAPI, l'article 56 de l'Annexe I de l'Accord de Bangui révisé en 1999, prévoit l'octroi d'une licence d'office par le ministre de la Santé publique pour des inventions présentant une importance vitale pour la santé publique, ou lorsque l'absence ou l'insuffisance de leur exploitation compromet de manière grave la satisfaction des besoins du pays.

C. Le défaut ou l'insuffisance d'exploitation

L'obligation d'exploitation est la contrepartie du monopole conféré par le brevet à son titulaire ou à ses ayants droit. En effet, si la société accepte de protéger les inventions par le brevet, c'est parce qu'elle espère jouir des bénéfices qu'elles sont censées lui

---

[65]Tiré de, C. Correa, « Implications de la Déclaration sur l'Accord sur les ADPIC et la santé publique adoptée à Doha », Série « Economie de la santé et des médicaments, OMS, WHO/EDM/PAR/2002.3, p.18.

apporter. La licence obligatoire pour défaut ou insuffisance d'exploitation sert ainsi de palliatif du manquement du breveté.

L'exploitation de l'invention, et notamment l'exploitation industrielle, est considérée dans les pays en développement en général comme essentielle pour leur progrès économique et social. Ainsi, un bon nombre de pays africains, sinon tous, prévoient dans leurs systèmes de brevets ce motif d'octroi de licence obligatoire. De nos jours néanmoins, la licence obligatoire pour défaut d'exploitation a perdu de sa force avec la nouvelle conception de l'exploitation instituée par l'Accord sur les ADPIC[66]

L'article 56 de la loi sud-africaine sur les brevets modifiée en 1996 et en 2002 dans la rubrique intitulée *« licence obligatoire en cas d'usage abusif des droits découlant du brevet »* prévoit, au paragraphe 2 a), b), c) et d), l'attribution d'une licence obligatoire lorsque, sur le territoire national :

- L'invention n'est pas commercialement exploitée ou n'est pas exploitée en quantité suffisante sans juste motif ;
- L'exploitation de l'invention à l'échelon commercial ou en quantité suffisante est, soit empêchée, soit entravée du fait de l'importation de l'article breveté ; - la demande du produit breveté n'est pas suffisamment satisfaite à des conditions raisonnables ;
- Le refus du titulaire du brevet d'accorder une ou plusieurs licences à des conditions raisonnables est préjudiciable à l'économie nationale.

---

[66] Nous avons fait une analyse de la nouvelle conception de l'obligation d'exploiter aux pages 64 et s..

Dans le système de l'OAPI, l'article 46 de l'Annexe I de l'Accord de Bangui en vigueur (Acte de 1999), prévoit l'octroi d'une licence obligatoire pour défaut d'exploitation lorsque :

- L'invention brevetée n'est pas exploitée sur l'un des territoires membres de l'OAPI ;

- L'exploitation de l'invention brevetée ne satisfait pas la demande dans des conditions raisonnables ;

- L'établissement ou le développement d'activités industrielles ou commerciales subissent un préjudice injuste et substantiel du fait du refus du titulaire du brevet d'accorder des licences à des conditions et modalités commerciales raisonnables.

Il y a lieu de préciser que dans toutes ces législations, l'attribution des licences obligatoires pour défaut d'exploitation est conforme à l'exigence de l'article 5A, paragraphe 4 de la Convention de Paris, à savoir qu'une telle licence n'est attribuée qu'en cas d'inexploitation de l'invention brevetée pendant un délai de quatre ans après le dépôt de la demande de brevet ou de trois ans après sa délivrance, et en l'absence d'excuses légitimes justifiant l'inexploitation.

D. L'abus de droit et les pratiques anticoncurrentielles

Avant l'Accord sur les ADPIC, on retrouvait déjà les licences obligatoires pour abus de monopole dans le système des brevets de quelques pays africains, notamment le Nigeria[67]. Cet accord a expressément reconnu la possibilité d'octroi des licences obligatoires pour abus de droit ou pratiques anticoncurrentielles à l'article 8, paragraphe 2.

Cette disposition admet que, en conformité avec l'Accord sur les ADPIC, des mesures pourront être prises pour *« éviter l'usage abusif des droits de propriété intellectuelle par les détenteurs de droits ou le recours à des pratiques qui restreignent de manière déraisonnable le commerce ou sont préjudiciables au transfert international de technologie »*. Par ailleurs, nous avons vu *supra* que ledit accord organise un régime exceptionnel assez souple d'octroi de licences obligatoires pour pratiques anticoncurrentielles.

Dans la loi rwandaise 31/2009 du 26 octobre 2009 portant protection de la propriété intellectuelle, il est mentionné à l'article 44.5 que *« le Ministre aura l'autorité, après avis de l'autorité compétente ou à la demande de toute personne intéressée, de déclarer les droits de brevet épuisés, et donc d'autoriser que les autres importent le produit breveté ou le produit qui a été directement ou indirectement fabriqué au*

[67]Tiré de J. M. Salamolard, *Licence obligatoire en matière de brevets d'invention : étude de droit comparé*, Genève Librairie Droz, 1978, p. 132 et s.

moyen de l'invention brevetée (...) pour toute autre raison d'intérêt public, y compris des pratiques anticoncurrentielles. ».

En Algérie, l'article 49 de l'ordonnance n° 03-07 du 19 Joumada El Oula 1424 correspondant au 19 juillet 2003 relative aux brevets d'invention, prévoit également l'octroi de licences obligatoires « *lorsqu'un organe judiciaire ou administratif juge que la manière dont le titulaire du brevet ou son preneur de licence exploite l'invention est anticoncurrentielle et lorsque le ministre chargé de la propriété industrielle est convaincu que l'exploitation de l'invention en application du présent alinéa, permettra de remédier à cette pratique.* ».

Des dispositions similaires sont également prévues à l'article 56, paragraphe 2 d) et e) de la loi sur les brevets sud-africaine n° 57 de 1978, modifiée en 1996 et en 2002. Toutefois, l'effet escompté par le choix de ces motifs peut s'avérer inefficace lorsque ceux-ci ne sont pas entourés de modalités permettant de tirer pleinement profit des avantages qu'offre cette institution.

§2. Les modalités d'octroi des licences obligatoires à partir de quelques législations

Selon J. M. Salamolard[68], l'institution de la licence obligatoire « *n'a de sens que si elle est efficace ; elle n'est efficace que dans la mesure où elle est*

[68]J.M. Salamolard, La licence obligatoire en matière de brevets d'invention : étude de droit comparé, préc., p.222.

attractive ». Aussi, est-il important pour les pays en développement d'élaborer un système de licence obligatoire non dissuasif pour ses éventuels utilisateurs[69]. Nous examinerons les modalités d'octroi des licences obligatoires en Afrique du Sud (A), en Algérie et dans le système de l'OAPI (C).

A. L'Afrique du Sud

La loi sud-africaine sur les brevets prévoit l'octroi des licences obligatoires en cas d'usage abusif des droits découlant du brevet et en cas de brevets dépendants. Ce dernier type de licence obligatoire n'ayant pas fait l'objet d'un examen dans la présente étude, il ne sera traité que des modalités d'octroi de licence résultant d'un abus de droit.

Au sens de l'article 56 de la loi n° 57 de 1978 modifiée en 1996 et 2002, le terme abus de droit est un ensemble regroupant une série d'actes pouvant justifier l'attribution d'une licence obligatoire. Parmi ces actes, sont visés le défaut ou l'insuffisance d'exploitation, le refus d'accorder le brevet à des conditions raisonnables, ou la vente d'un produit breveté importé sur le territoire national à un prix excessif par rapport à celui pratiqué par le titulaire du brevet dans le pays de fabrication.

La licence obligatoire pour usage abusif des droits peut être demandée par toute personne intéressée au moyen d'une requête adressée au Directeur de l'enregistrement des brevets.

---

[69]Y.A. Vawda, « Compulsory Licenses and Government Use: Challenges and Opportunities », préc., pp. 73 et s.

La requête ainsi déposée est transmise pour instruction au Commissaire aux brevets, et le titulaire du brevet ou toute personne intéressée peut y faire opposition. Lorsque le Commissaire aux brevets estime que la demande est justifiée, il ordonne l'octroi de la licence obligatoire. Aucune mention n'est faite dans le texte quant aux possibilités de recours du titulaire du brevet contre cette décision.

Le régime sud-africain d'octroi de licences obligatoires présente plus d'un avantage pour le demandeur. Outre le fait qu'en cas d'octroi de la licence obligatoire celui-ci dispose de mêmes droits que tout autre titulaire d'une licence d'exploitation du brevet en cause, la loi lui reconnaît la possibilité de porter atteinte au brevet en attendant l'issue définitive de sa demande. Par ailleurs, une fois la licence obligatoire accordée, le Commissaire au brevet peut ordonner qu'il soit considéré qu'elle a pris effet dès la réception de la demande de licence obligatoire par le Directeur de l'enregistrement des brevets.

Ainsi organisée, la licence obligatoire joue effectivement son rôle de sanction aux abus du breveté, en réparant les distorsions entre les intérêts du breveté et l'intérêt général, résultant de cet abus.

B. L'Algérie

Dans le système des brevets algérien[70], la décision d'attribution de la licence obligatoire est prise, soit par un service administratif en cas de défaut ou d'une insuffisance d'exploitation, soit par le Ministre en charge de la propriété industrielle pour les motifs d'intérêt public. À l'opposé de la première forme de licence obligatoire qui ne peut être accordée qu'après saisine préalable et absence d'accord avec le titulaire des brevets, celle justifiée par des motifs d'intérêt public n'est pas soumise à cette exigence.

Dans ces deux situations néanmoins, le service ou le ministre compétent, qui accorde la licence obligatoire, doit fixer les modalités de son utilisation, notamment quant à sa durée, au montant de l'indemnisation due au titulaire du brevet en l'absence d'accord entre les parties. Lorsque le montant de l'indemnisation ainsi fixé ne satisfait pas le titulaire du brevet ou le demandeur de la licence obligatoire pour défaut ou insuffisance d'exploitation, la partie qui s'estime lésée peut initier un recours auprès de la juridiction compétente, qui statue en premier et dernier ressort.

C. L'OAPI

Seront uniquement abordées pour le système OAPI, les modalités d'octroi des licences obligatoires

[70]Ordonnance n° 03-07 du 19 Joumada El Oula 1424 correspondant au 19 juillet 2003 relative aux brevets d'invention, art. 38 à 50.

pour défaut d'exploitation et pour motifs de santé publique.

L'Accord de Bangui en vigueur (Acte de 1999) prévoit à l'article 49 de l'Annexe I que la licence obligatoire pour défaut ou insuffisance d'exploitation peut être sollicitée par toute personne domiciliée sur le territoire de l'un des États membres de l'OAPI, sur requête adressée devant le tribunal civil du domicile du breveté ou de son domicile élu, à condition pour le requérant d'apporter la preuve qu'il est capable d'exploiter industriellement l'invention brevetée. La requête est refusée par le tribunal si cette preuve n'est pas rapportée. Dans le cas contraire, le tribunal notifie la requête au titulaire du brevet concerné et à tout bénéficiaire d'une licence dont le nom figure au registre des brevets, tout en les invitant à présenter leurs observations écrites dans un délai de trois mois. À l'issue de cette procédure et lorsque la licence obligatoire est accordée, le titulaire du brevet ou ses ayants droit peuvent intenter un recours auprès de la juridiction supérieure compétente ; ce recours est suspensif.

Il est également prévu à l'article 56 l'octroi d'une licence d'office pour la santé publique par le Ministre en charge de la santé dans les mêmes conditions que ci-dessus.

Le contenu de ces modalités d'octroi suggère quelques observations quant à leur portée dans l'optique d'une politique d'accès de populations africaines aux produits pharmaceutiques. Il ressort de l'examen de ces règles que les licences obligatoires ne peuvent être sollicitées que par des personnes domiciliées dans l'un des territoires membres de l'OAPI. Ainsi les ressortissants des pays membres de l'OAPI et les étrangers, lorsque ceux-ci sont non domiciliés sur l'un des territoires membres, ne peuvent pas recourir aux licences obligatoires. Cela pourrait limiter l'accès aux médicaments dans cette région qui, comme la majorité des pays africains, peinent à faire face aux besoins de santé publique sans l'appui de financements extérieurs, publics ou privés[71]. Un étranger non domicilié dans un État membre de l'OAPI, mais disposant de moyens financiers pour satisfaire la demande locale en médicaments ne pourra pas dans ces conditions être admis au bénéfice de la licence obligatoire. De plus, l'Accord de Bangui exige une exploitation industrielle en cas d'octroi de la licence obligatoire. Cela est contraire à l'esprit de l'article 31 *bis* de l'Accord sur les ADPIC, qui permet l'octroi des licences obligatoires pour l'importation des produits pharmaceutiques brevetés par les pays membres de l'OMC ne disposant de moyens de fabrication locale. On observe, pour le déplorer, que ces conditions ont été maintenues dans l'Acte de révision du 14 décembre 2015.

Ont été examinées jusqu'ici, les règles de principe élaborées par le droit international et appliquées par les pays africains afin d'éviter des distorsions entre les intérêts des titulaires de brevets et l'intérêt général, et ainsi servir de bases à la prise de mesures adéquates pour l'accès aux produits pharmaceutiques brevetés en cas de crise sanitaire. Si cette recherche d'équilibre est perceptible en théorie, certains facteurs pourraient la rendre difficilement réalisable dans la pratique.

---

[71] IFC, *Investir dans la santé en Afrique*, p. 7.

DEUXIÈME PARTIE

LA DIFFICILE CONCILIATION DES INTÉRÊTS EN CONFLIT : BILAN ET PERSPECTIVES

Certes, il existe dans le droit international des brevets et dans les lois nationales des pays africains des dispositions attestant de la prise en compte de l'intérêt public dans l'organisation du système des brevets, et susceptibles d'être prises en compte dans une situation de crise sanitaire. Mais pour des raisons inhérentes ou extérieures à l'Accord sur les ADPIC, l'équilibre recherché entre les intérêts privés du breveté et l'intérêt général n'est pas toujours évident à atteindre. Cela pourrait compromettre l'application concrète des mesures d'intérêt général en matière de brevets pharmaceutiques. La présentation des différentes entraves à l'élaboration et à l'application de ces mesures (Chapitre premier) conduit à proposer quelques perspectives en guise de solution à ce conflit d'intérêts (Chapitre deuxième).

CHAPITRE PREMIER

LES ENTRAVES A L'ÉLABORATION ET A L'APPLICATION DES MESURES D'INTÉRÊT GENERAL

Nous n'avons insisté jusqu'ici que sur les efforts faits par les rédacteurs de l'Accord sur les ADPIC pour éviter des distorsions entre les intérêts des détenteurs de brevet et l'intérêt général. Mais il y a également lieu de garder à l'esprit que l'objectif dans l'élaboration de cet accord est, non seulement de permettre à ses membres *« d'adopter des mesures nécessaires pour protéger la santé publique et (...) promouvoir l'intérêt public dans les secteurs d'une importance vitale pour le développement socioéconomique ou technologique »*[72], mais aussi - et même surtout - de réduire *« les distorsions et les entraves en ce qui concerne le commerce international »*[73], en *« tenant compte de la nécessité de promouvoir une protection efficace et suffisante des droits de propriété intellectuelle »*[74]. En effet, la caractéristique principale qui a été reconnue[75] à cet accord est le renforcement des droits du breveté. Cet endurcissement s'est traduit par un affaiblissement des obligations du breveté (Section I), pas toujours avantageux pour les pays africains qui se heurtent souvent à des obstacles dans

---

[72] Article 8 paragraphe 1 de l'Accord.

[73] Extraits de l'exposé des motifs de l'Accord.

[74] *Idem*.

[75] Lire par exemple, E. Combe et E. Pfister, « Droits de propriété intellectuelle : quelles sont les conséquences d'un renforcement international des droits », *Problèmes économiques*, n° 2736, 14 novembre 2001, p. 24 et s.

la mise en œuvre des mesures d'intérêt général (Section II).

Section I. Le fléchissement des obligations du breveté

Ce fléchissement se traduit, notamment pour les pays africains, par l'abandon de la conception traditionnelle de l'obligation d'exploiter (§1) au profit d'une conception plus large (§2), instituée par l'Accord sur les ADPIC.

§1. L'abandon de la conception traditionnelle de l'obligation d'exploiter

Avant d'aborder le contenu de l'obligation d'exploiter dans son acception traditionnelle (B), il convient de s'attarder sur les fondements de cette obligation (A).

A. Les fondements de l'obligation d'exploiter

Nous nous sommes appuyés sur les travaux de M. Sabatier[76] consacrés à l'exploitation des brevets d'invention. D'après cet auteur, le fondement principal de l'obligation d'exploiter est de satisfaire aux besoins du public. Ainsi, pour permettre à la collectivité de bénéficier effectivement des avantages d'une invention brevetée, certaines lois sur les brevets entourent l'obligation d'exploiter de conditions strictes en exigeant une exploitation effective et

---

[76]M. Sabatier, *L'exploitation des brevets d'invention et l'intérêt général d'ordre économique*, préc., p. 125 et s.

sérieuse de l'invention, en quantité suffisante et/ou à des prix abordables. En France par exemple, l'article L 613-16 du Code de la propriété intellectuelle prévoit l'octroi de licences d'office dans l'intérêt de la santé publique lorsque les médicaments faisant l'objet de brevets « ne sont mis à la disposition du public qu'en quantité ou en qualité insuffisantes ou à des prix anormalement élevés. » On peut également citer dans un sens plus général, l'article 56 de la loi sud-africaine sur les brevets de 1978, modifiée en 1996 et en 2002, qui mentionne qu'une licence obligatoire peut être délivrée si *« l'invention brevetée n'est pas exploitée, sur le territoire de la République, à l'échelon commercial ou en quantité suffisante »*, ou si, dans le cas où la demande nationale est satisfaite par voie d'importation, « le prix demandé par le titulaire du brevet, le preneur de licence ou son mandataire pour l'article [breveté] est excessif par rapport au prix pratiqué dans les pays où cet article est fabriqué par le titulaire du brevet ».

M. Sabatier reconnaît également à l'obligation d'exploiter qu'elle favorise le progrès technique, non seulement en mettant en évidence la valeur réelle de l'invention, mais aussi en révélant les possibilités de perfectionner les inventions, permettant ainsi à la société de bénéficier des bienfaits de telles améliorations[77].

Enfin, il estime que l'exploitation obligatoire constitue un moyen de lutte contre les pratiques déloyales et un moyen d'intervention au profit de l'économie. Ainsi, cette obligation à l'égard du breveté

---

[77] M. Sabatier, *L'exploitation des brevets d'invention et l'intérêt général d'ordre économique,* préc., p.127 et 128.

vise à « *interdire d'utiliser les brevets d'inventions comme moyen d'intimidation à l'égard des concurrents, en particulier d'interdire ce que l'on appelle les brevets de barrage* »[78]. En outre, l'obligation d'exploiter permettrait à l'autorité administrative d'intervenir dans l'économie par le contrôle de l'exploitation effective de l'invention, des prix et du respect de la concurrence[79].

B. Le contenu de la conception traditionnelle de l'obligation d'exploiter

« *L'exploitation consiste dans la fabrication du produit ou en la mise en œuvre en France du procédé protégé par le brevet. L'importation n'équivaut pas à l'exploitation requise.* »[80] Ces propos de M. Sabatier sont suffisamment explicites de l'interprétation qui était donnée à l'obligation d'exploiter dans les lois sur les brevets de la plupart des pays avant l'entrée en vigueur de l'Accord sur les ADPIC. En effet, jusqu'en 1995[81], ou du moins jusqu'à une période récente, de nombreux pays, industrialisés ou en développement, considéraient que l'obligation d'exploiter à la charge du breveté impliquait nécessairement une exploitation industrielle et locale de l'invention. Cela s'explique d'après M. Hiance et Plasseraud par ce que « *dans la philosophie de base du système de brevet, l'octroi de tels privilèges se justifiait (...) par deux motifs d'intérêt général : d'une part, la divulgation de*

---

[78] *Ibid.*, p. 129.
[79] *Ibid*, p. 129.
[80] M. Sabatier, « Mesures autoritaires sur brevet », *Juris classeur-Brevets*, 1988, fascicule 520, p.6.
[81] Année des premières applications de l'Accord sur les APDIC au niveau interne.

l'invention, d'autre part, le bénéfice que devait tirer l'industrie nationale de son exploitation. »[82]

En France par exemple, il a été pendant longtemps considéré en droit positif que l'exploitation implique la fabrication et non la simple importation de l'invention brevetée. Déjà, l'exposé de motifs de la loi sur brevets de 1844 mentionnait que l'institution de l'obligation d'exploiter a pour but « *d'empêcher que le brevet ne serve à créer en faveur de l'inventeur un monopole à l'aide duquel il puisse, sans concurrence et au préjudice du travail national introduire et débiter en France des produits fabriqués à l'étranger.* »

Cette conception de l'exploitation a été maintenue sous l'empire des lois de 1968 et 1979 par la jurisprudence. Pour celle-ci, l'exploitation ne s'entendait que de la fabrication de l'invention sur le territoire français[83], l'importation en France des produits brevetés ne pouvant être considérée comme une exploitation suffisante[84].

Comme nous le soulignions tantôt, l'industrialisation et l'acquisition des technologies dans les pays africains, et en développement, en général sont des objectifs essentiels de développement et constituent la justification de l'institution d'un système de brevets ; c'est ce qui explique en grande

[82] M. Hiance et Y. Plasseraud, *Brevets et sous-développement*, Collection du CEIPI, Librairies techniques, 1972, p. 228.
[83] TGI Paris, 3e ch., 21 juin 1976, JCP 1976, II, 12295, note M. Sabatier.
[84] TGI Toulouse, 15 octobre 1979, JCP 1980, éd. gén. II, 19330, note M. Sabatier.

partie l'intérêt qu'ils accordaient à l'exploitation industrielle et locale des brevets d'invention[85]. En effet, la plupart des législations sur les brevets des pays en développement, et notamment des pays africains, obligeaient le titulaire du brevet à l'exploitation industrielle de l'invention. Celle-ci devait se réaliser par sa fabrication sur le territoire national.

C'était le cas par exemple dans le système de l'OAPI où l'article 6 de l'Accord de Bangui dans sa version non révisée de 1977 prévoyait que le titulaire d'un brevet d'invention ne peut obtenir la prorogation de ses droits qu'à la condition d'établir que le produit breveté a fait l'objet d'une exploitation industrielle sur l'un des territoires membres de l'OAPI. En outre, l'article 58 paragraphe 2 de cet accord déclarait irrecevable à l'action en contrefaçon, le breveté qui n'exploitait pas ou ne faisait pas exploiter son invention pendant une période de cinq ans à compter de la délivrance du brevet, à moins pour lui d'invoquer une excuse légitime. De plus, il était précisé dans cette disposition que l'excuse légitime ne pouvait être justifiée par l'importation.

L'accord sur les ADPIC est venu consacrer une nouvelle conception de l'exploitation, sonnant ainsi le glas des contraintes de production locale auparavant imposées par les États aux brevetés.

---

85 T. Kongolo, «Towards a New fashion of Protecting Pharmaceutical Patents in Africa – Legal Approach», *International Review of Intellectual Property and Copyright Law*, vol. 33, 2/2002, p.203 et 204.

§2. L'obligation d'exploiter sous l'Accord sur les ADPIC

« Si au cours d'une phase initiale, le droits des brevets a servi l'industrialisation et le progrès technologique des pays développés, il est mis aujourd'hui au service d'une autre politique, à savoir le commerce international »[86]. Ce constat de B. Remiche et H. Desterbecq est davantage conforté par l'introduction des droits de propriété intellectuelle dans le nouveau système de libéralisation international des échanges que constitue l'OMC. Cette intégration a eu pour conséquence la révision des dispositions du droit conventionnel sur la propriété intellectuelle dans un sens plus favorable aux intérêts du commerce. L'acception nouvelle donnée par l'Accord sur les ADPIC à la notion d'exploitation en est une illustration.

L'article 27 *in fine* de l'Accord sur les ADPIC admet *« qu'il sera possible de jouir des de droits de brevet sans discrimination quant au lieu d'origine de l'invention, au domaine technologique* ***et au fait que les produits sont importés ou sont d'origine nationale****. »* Cette disposition reconnaît, l'exploitation du brevet par l'importation au même titre que l'exploitation par la fabrication locale, ou mieux l'exploitation industrielle au même titre que l'exploitation commerciale. Ainsi, tous les États parties à l'Accord sur les ADPIC, qu'ils soient industrialisés ou en développement, ne peuvent plus astreindre le titulaire du brevet à l'obligation d'exploitation industrielle et locale de son invention ;

---

[86]B. Remiche et H. Desterbecq, « Les brevets pharmaceutiques dans les accords du GATT : l'enjeu ? », préc., p.17.

ceux des États qui l'exigeait ont été obligés de réviser leur loi sur les brevets pour se conformer à cette nouvelle donne. C'est le cas par exemple du Burundi dont la nouvelle loi sur les brevets[87], post ADPIC, définit désormais l'exploitation autant par la fabrication industrielle du produit breveté que par son importation.

Réfléchissant sur l'impact de cette nouvelle conception de l'exploitation dans les pays en développement, B. Remiche et H. Desterbecq s'interrogent : *« N'a-t-on pas "perverti" le système des brevets en transformant l'obligation d'exploiter en droit d'importer de manière monopolistique et n'est-ce pas cet effet pervers qui rend inopérant le système dans les pays en développement ? Quelle est la contrepartie réelle d'un brevet accordé à un étranger quand ce brevet n'est pas exploité localement ? »*[88]. Ces interrogations ne sont pas dénuées de pertinence surtout lorsqu'on considère la place que représente l'exploitation industrielle des brevets pour le développement industriel des pays africains dans le domaine pharmaceutique.

Ainsi, l'article 27 *in fine* semble être en contradiction avec les objectifs assignés à la protection et au respect des droits de propriété intellectuelle par les rédacteurs de l'Accord sur les ADPIC, lesquels proclament à l'article 7 de l'Accord que lesdits droits *« devraient contribuer (...) au transfert et à la diffusion de technologie »*. Certes, il peut s'avérer dans certains cas anti-économiques d'exiger au breveté

---

[87] Art. 54 al. 1er, loi précitée.

[88] B. Remiche et H. Desterbecq, « Les brevets pharmaceutiques dans les accords du GATT : l'enjeu ? », préc., p.16.

d'exploiter industriellement son brevet dans tous les pays dans lesquels il a été délivré, mais l'assimilation de l'importation à l'exploitation peut entraîner des abus de la part des titulaires de brevets nuisibles à l'intérêt général.

L'exploitation par l'importation a souvent été décriée pour le motif qu'elle inhibe la concurrence et permet au breveté de se réserver les marchés en empêchant la fabrication du produit breveté dans le pays de délivrance du brevet. Par ailleurs, l'importation des produits brevetés conduit dans la plupart des cas à la hausse des prix, parfois arbitraire, de ces produits dans les pays approvisionnés par cette voie ; ce qui n'en favorise pas toujours l'accès dans les pays africains au regard du bas niveau de revenus de leurs populations. Dans le domaine particulier des brevets pharmaceutiques, l'exploitation par l'importation d'un médicament breveté pourrait en limiter l'accès à raison de leurs prix parfois trop élevés par rapport au pouvoir d'achat des consommateurs des pays africains ; cela est d'autant plus difficile pour ces derniers qu'ils financent généralement eux-mêmes leurs dépenses de santé du fait de l'absence généralisée d'un système de sécurité sociale. À titre d'exemple, des études ont pu démontrer que jusqu'en 2000 le coût annuel de la trithérapie contre le SIDA se situait entre 10.000 et 15.000 dollars par personne dans les pays du Sud[89] alors que ces mêmes médicaments fabriqués localement dans certains pays en développement comme l'Inde coûtaient au moins

[89] Voir par exemple, P. Chirac, « Guerre des prix sur les antirétroviraux », *Biofutur*, n° 210, avril 2001, p. 28.

vingt fois moins chers [90]; le cas de l'Inde exprime bien les effets positifs que peut avoir la fabrication locale sur l'accès aux médicaments en Afrique, sous réserve néanmoins d'avoir les capacités industrielles de fabrication et de ne pas être dépendant de l'importation des principes actifs nécessaires à leur production locale. Cela relève encore malheureusement de l'utopie pour une bonne partie des pays africains, hormis quelques cas exceptionnels comme l'Afrique du Sud, l'Egypte ou le Maroc[91].

Les difficultés liées à la nouvelle conception de l'exploitation ne sont pas les seules qui remettent en cause l'effectivité d'un équilibre entre les intérêts en présence dans le cadre des brevets de médicament. Il y en a d'autres qui étouffent la mise en œuvre effective des mesures d'intérêt général en matière de brevet.

Section II. Les obstacles à la mise en œuvre effective des mesures d'intérêt général

La mise en œuvre des flexibilités prévues par l'Accord sur les ADPIC pouvant permettre à leurs membres, notamment africains, d'organiser un système de brevet qui ne lèse pas l'intérêt général, dans une perspective d'accès des populations aux produits pharmaceutiques peut être freinée ou

---

[90] J. J. Perrier et S. Menon, « Cipla casse les prix », *Biofutur*, n° 210, avril 2001, p. 30.

[91] CEA, « Droits de propriété intellectuelle et développement de l'Afrique », in *Vers la mise en place d'une zone d'investissement commune au sein de la Zone de libre-échange continentale africaine*, 2021, p. 225.

perturbée dans la pratique par des obstacles de droit (§1) et de fait (§2).

§1 : Les obstacles de droit

Ces obstacles de droit sont relatifs, d'une part, aux mesures de rétorsions et autres pressions que subissent les pays en développement dans l'élaboration et la mise en application des dispositions d'intérêt général en matière de brevet de médicaments (A) et, d'autre part, aux clauses dites ADPIC-Plus, contenus dans certains accords de partenariat économique passés par les pays développés avec certains pays africains (B). À cela s'ajoutent les menaces de poursuites judiciaires (C).

A. Les mesures de rétorsion

La mise en œuvre des mesures de sauvegarde offertes par l'Accord sur les ADPIC ne se passe pas sans difficulté pour les pays du Sud. Certains parmi eux ont été sous la menace de pressions juridiques de toutes sortes pour leur empêcher de recourir librement aux exceptions légales aux droits du breveté autorisées par cet accord. Sur la base de la section 301 de la loi américaine sur le commerce (*US Trade Act*) qui prévoit la possibilité de sanctions économiques unilatérales contre tout acte ou toute pratique qui *« viole ou est en contradiction avec un accord commercial et dénie les droits ou les bénéfices apportés par ces droits aux Etats-Unis ou restreint leur commerce »*, le gouvernement des Etats-Unis d'Amérique a plusieurs fois menacé des pays du Sud de mesures de rétorsion économiques à la suite des décisions ou de projets de décisions pris par ces derniers en faveur de la santé publique. C'est ainsi que la Thaïlande, dont 25 % des exportations se font en direction des Etats-Unis, a en 2000 subi de fortes pressions de la part du secrétaire d'État américain au commerce pour avoir initié un projet de texte en faveur de l'accès aux médicaments génériques, *« réservant à des médicaments non brevetés des droits exclusifs de commercialisation durant 5-6 ans »*[92].

B. Les clauses ADPIC-Plus

Des opinions et organisations décrient certaines clauses dans les accords économiques bilatéraux ou plurilatéraux[93], qualifiées d'« ADPIC-plus », qui imposeraient aux pays africains de nouvelles restrictions allant au-delà de celles convenues dans l'Accord sur les ADPIC[94].

On cite par exemple le projet d'accord de libre-échange entre les Etats-Unis et le Kenya, *l'US-Kenya Free Trade Agreement (USKEFTA)*, qui viserait, d'après un rapport du Bureau du Représentant au commerce des États-Unis publié en 2020[95], à « rechercher des normes [...] qui reflètent les

---

[92]A. Kwa, « Mourir pour la liberté du commerce », *A L'encontre (revue politique mensuelle)*, n° 2, novembre 2002.
[93]CEA, « Droits de propriété intellectuelle et développement de l'Afrique , 2021, p.213.
[94]G. Velásquez, *Vaccines, Medicines and COVID-19 : How Can WHO Be Given a Stronger Voice ?,* éd. Springer, 2022, p. 85.
[95]Office of the United States Trade Representative, *United States-Kenya Negotiations, Summary of Specific Negotiating Objectives,* Washington DC US Government Printing office, 2020, p.7.

standards de protection similaires à ceux des lois américaines y compris (à titre non exhaustif) la protection des marques, des brevets, des droits d'auteur, des données d'essai, des autres données non divulguées et des secrets commerciaux ».

D'autres accords de partenariat, d'après certaines sources[96], prévoient l'extension des brevets, au-delà de la durée de vingt ans prévue par l'Accord sur les ADPIC, à travers le mécanisme des certificats complémentaires de protection, ou encore des restrictions sur l'utilisation des licences obligatoires dans des situations d'urgence.

Ces mécanismes subtils de contrôle pourraient décourager ou empêcher les initiatives africaines en faveur de l'accès aux médicaments en cas de crise sanitaire.

C. Les menaces de poursuites judiciaires

En plus de ces menaces de sanctions commerciales unilatérales, des poursuites judiciaires viennent très souvent gêner de telles actions. L'illustration la plus éloquente est le procès initié en 2001 par trente-neuf firmes pharmaceutiques contre le gouvernement sud-africain suite au vote par le Parlement en 1997 du *Medicines and Related Substances Control Amendment Act*, prévoyant des mesures d'autorisation des importations parallèles de médicaments et d'encouragement des médicaments génériques, en vue de faire face à la crise sanitaire sans

---

[96]G. Velásquez, *Vaccines, Medicines and COVID-19 : How Can WHO Be Given a Stronger Voice ?*, préc., pp. 88-89.

précédent, due au VIH/SIDA, qui sévissait dans ce pays[97]. Ces firmes se sont heureusement désistées de leur action face à la pression de groupes d'activistes[98].

Le souvenir de cette action judiciaire de masse initiée contre l'État sud-africain pourrait dissuader les autres gouvernements africains à recourir aux flexibilités prévues par l'Accord sur les ADPIC pour tenter de surmonter des crises sanitaires.

À ces obstacles de droit, s'ajoutent des obstacles de fait.

§2. Les obstacles de fait

Les problèmes rencontrés par les gouvernements des pays en développement pour favoriser l'accès de leurs habitants aux médicaments ne sont pas uniquement liés au droit des brevets.

« En plus des problèmes liés à la propriété intellectuelle, il est reconnu qu'un large éventail d'obstacles entrave l'accès aux médicaments dans les pays pauvres. Il s'agit du financement, des prix, de

---

[97]Les Echos, « Ouverture à Pretoria du procès sur les médicaments génériques », https://www.lesechos.fr/2001/03/ouverture-a-pretoria-du-proces-sur-les-medicaments-generiques-711935, consulté, le 24/04/2024 -

[98]P. Rivière, « Après Pretoria, quelle politique contre le sida ? », *Le Monde Diplomatique,* https://www.monde-diplomatique.fr/carnet/2001-04-20-pretoria, consulté, le 24/04/2024.

l'approvisionnement et de la distribution »[99]. Dans les pays africains, les ressources publiques sont généralement insuffisantes pour couvrir les besoins de santé publique. Ainsi parfois, même ramenés à leurs plus bas prix, les médicaments pour la plupart des populations restent hors de portée[82].

D'autres problèmes d'ordre structurel se greffent aux entraves liées au manque de ressources financières ; ceux-ci touchent notamment au manque de *« services de santé locaux adéquatement dotés en personnel, bien équipés, gérés, financés et centrés sur les besoins locaux, des systèmes de distribution efficaces »*[100].

Cette situation limite l'efficacité des mesures de sauvegarde qu'offre le système des brevets pour surmonter les questions d'intérêt général en rapport avec les brevets de médicament. D'où la nécessité de prendre également en considération ces facteurs dans la recherche de solutions aux problèmes liés à l'accès aux médicaments dans les pays africains.

---

[99] J. C. Lambelet, *Les médicaments, un luxe ?,* Cours d'économie nationale, HEC, février 2003, p. 7.
[82] *Ibid*, p. 8
[100] OMS/OMC, « Rapport de l'atelier sur la fixation différenciée des prix et sur le financement des médicaments essentiels », 8 au 11 avril 2001, p.8,

CHAPITRE DEUXIÈME

QUELQUES PERSPECTIVES EN GUISE DE SOLUTIONS

Malgré l'existence des dispositions d'intérêt général de droit international et de droit national en matière de brevets, la balance recherchée pour concilier les intérêts privés des titulaires des brevets et les considérations de santé publique dans le cadre particulier des brevets pharmaceutiques n'est pas à elle seule suffisante. Pour se préparer en d'éventuelles crises sanitaires futures, il est important de réfléchir en amont sur les voies et moyens pouvant servir à trouver une issue durable aux problèmes d'accès produits aux pharmaceutiques sur le continent africain. Cela implique nécessairement le réaménagement des règles d'intérêt général du système des brevets à appliquer aux pays africains et d'autres pays du Sud présentant des problèmes similaires (Section I) et le rapprochement des principales parties prenantes sur les questions d'accès aux médicaments (Section II).

Section I. Le réaménagement des règles d'intérêt général en faveur des pays africains

Ce réaménagement est nécessaire tant au niveau international (§1) qu'au niveau des pays africains (§2).

§1. Les réaménagements au niveau international

Sur le plan international, une pierre de plus pourra être apportée à la construction d'une solution aux oppositions d'intérêts en matière de brevets pharmaceutiques par l'institution d'un traitement différencié (A), d'une part. Il y a lieu, d'autre part, organiser sur le plan international les rapports entre le droit des brevets et la concurrence (B), afin de limiter les abus.

A. L'institution d'un traitement différencié

Le droit conventionnel des brevets actuel est un droit de portée générale qui s'applique à tous les États membres indifféremment de leur niveau de développement économique ou social. Les parties à la Convention d'Union de Paris et à l'Accord sur les ADPIC étant composées de pays économiquement forts et économiquement faibles, ils ne sont pas dans des situations identiques qui justifieraient l'application à tous des règles minimales uniformes en matière de propriété intellectuelle. D'où l'importance d'une intégration dans le système international des brevets de règles spéciales prenant en considération les inégalités socio-économiques en présence.

L'institution du brevet est généralement justifiée par ce qu'il favorise l'innovation et contribue au progrès de la société. S'il est possible dans une certaine mesure d'affirmer que cette fonction est remplie dans les pays industrialisés, on s'interroge cependant de la certitude d'une telle assertion pour ce qui est des pays en développement. Les solutions aux problèmes de santé d'un pays étant également tributaires de son niveau de développement, de telles interrogations, même envisagées sous l'angle de l'accès aux produits pharmaceutiques dans les pays africains, ne sont pas dénuées d'intérêt. La manière d'organiser le droit des brevets sur le plan multilatéral peut contribuer à réduire les écarts de développement entre les États, et à résoudre par-là les problèmes de santé publique.

Dans le cadre du GATT de 1947, ces réalités avaient été prises en compte. Une décision du 28 novembre 1979[101], encore en vigueur, prévoit la possibilité pour ses membres de déroger au traitement de la nation la plus favorisée en accordant *« un traitement différencié et plus favorable aux pays en voie de développement, sans l'accorder à d'autres parties contractantes. »* Malgré que cette disposition soit facultative et non obligatoire, on pourrait également étendre son champ d'application aux brevets ; ce d'autant plus qu'avec l'Accord sur les ADPIC, signé dans le cadre de l'OMC, les droits de propriété intellectuelle sont désormais partie intégrante du système commercial international.

Dans les secteurs vitaux comme le domaine pharmaceutique, on pourrait par exemple autoriser les États à maintenir l'obligation d'exploitation industrielle locale ou, prévoir expressément l'obligation de transfert des technologies en contrepartie des brevets délivrés sur des inventions dont l'exploitation locale pourrait contribuer au développement. Cela pourrait favoriser le

---

[101] Décision L/4903.

développement des industries pharmaceutiques en Afrique et créer une concurrence entre acteurs industriels dans ce domaine pour l'accessibilité de produits pharmaceutiques à des prix compétitifs.

Il existe une disposition allant dans ce sens à l'article 66 de l'Accord sur les ADPIC à l'égard des pays les moins avancés. Il énonce que *« les pays développés membres offriront des incitations aux entreprises et institutions afin de promouvoir et d'encourager le transfert de technologie vers les pays les moins avancés membres pour leur permettre de se doter d'une base technologique solide et viable »*. Le transfert de technologie étant une question qui intéresse la plupart des pays du Sud à faibles revenus, de telles prévisions devraient être étendu aux pays en développement, notamment africains, et pas seulement aux pays les moins avancés.

Outre l'institution d'un traitement différencié en faveur des pays du Sud à faibles revenus, il y a lieu d'organiser sur le plan international les relations entre les droits de propriété intellectuelle, en particulier le droit des brevets, et le droit de la concurrence.

B. La réglementation internationale des rapports entre le droit des brevets et le droit de la concurrence

Dans l'exercice de son monopole légal d'exploitation, le titulaire du brevet peut abuser dudit monopole en se livrant à des pratiques anticoncurrentielles. Cela rend nécessaire le contrôle de l'exercice des droits conférés par le brevet dans ses rapports avec la concurrence.

Aux articles 8-2 et 40, l'Accord sur les ADPIC permet à ses membres de sanctionner l'usage abusif des droits de propriété intellectuelle, de contrôler les pratiques restrictives de concurrence dans les contrats de licence, tout en encourageant la coopération interétatique pour lutter contre les pratiques anticoncurrentielles. Il prévoit en outre la possibilité de légiférer sur les relations entre les droits de propriété intellectuelle et la concurrence, mais uniquement dans le cadre de lois internes.

Or le système actuel de libéralisation mondiale des échanges requiert l'établissement d'une politique de concurrence qui prenne en considération l'intérêt global, en complément des politiques nationales ou régionales de concurrence qui ont vocation à servir prioritairement les intérêts nationaux ou des communautés économiques régionales.

Dans le domaine de la propriété intellectuelle en général et du droit des brevets en particulier, il ne serait pas inopportun, comme le proposent P. Gugler et I. Kronegermann[102], d'élaborer *« des règles de fond détaillées relatives à l'interaction propriété intellectuelle/concurrence dans le cadre de l'OMC »*. Ainsi, la *« solution pourrait être de formuler dans l'Accord sur les ADPIC une interdiction générale d'abuser des droits de propriété intellectuelle dans le*

[102]P. Gugler et I. Krone-Germann, « Cycle millénaire de l'OMC : vers une intégration des règles multilatérales de concurrence ? » *Revue de droit des affaires internationales*, n° 2/2000, p.165.

but de porter atteinte à la concurrence »[103], en se concentrant *« sur les abus de droits de propriété intellectuelle qui restreignent l'accès au marché »*[104]. En d'autres termes, il s'agira de prévoir des règles minimales internationales permettant d'éviter ou de sanctionner les comportements anticoncurrentiels, tels les abus de position dominante et les accords horizontaux ou verticaux restrictifs de concurrence, susceptibles d'affecter les échanges internationaux relatifs aux brevets. Il a par exemple été démontré que de telles pratiques pourraient avoir un lien avec les prix parfois excessifs de produits pharmaceutiques[105].

Une telle réglementation serait particulièrement bénéfique pour les pays en développement. Une étude menée par la CNUCED[106] et consacrée aux rapports entre la politique de la concurrence et les droits de propriété intellectuelle, relève l'absence dans ces pays, ou du moins dans la plupart, de textes qui pourraient s'appliquer aux pratiques anticoncurrentielles touchant les droits de propriété intellectuelle, ainsi que l'existence *« d'une certaine inexpérience dans le domaine de l'articulation de la politique de la concurrence et des DPI »*. Ainsi, un consensus international sur l'exercice des droits de propriété intellectuelle et la concurrence permettrait de mieux se prémunir contre les pratiques anticoncurrentielles de détenteurs de brevets. On peut déjà saluer au

---

[103]*Ibid*, p. 165.

[104] *Ibid*, p. 166.

[105]M. Bakhoum, « Intellectual Property Rights (IPRs), Competition Law and Excessive Pricing of Medicines », *in Access to Medicines and Vaccines Implementing Flexibilities Under Intellectual Property Law* (Dir.), C. M. Correa and R. M. Hilty, Springer, 2022, pp. 284 et s.

[106]CNUCED, « Rapport révisé sur la politique de concurrence et l'exercice des droits de propriété intellectuelle », TD/B/COM.2/CLP/22/REV.1, 19 avril 2002, p. 23 et s.

niveau africain, l'adoption en cours dans le cadre de la ZLECAf du Protocole sur la politique de concurrence, dont les dispositions explicites de la Partie II sur les pratiques et comportements commerciaux anti-concurrentiels, pourraient servir de base, dans cette enceinte, pour l'élaboration de normes africaines adaptées d'articulation de la politique de concurrence avec les droits de propriété intellectuelle.

L'ensemble de ces mesures, en cas de prise en compte au niveau international, serait un apport significatif en plus d'autres réaménagements à opérer au niveau national.

§2. Les réaménagements au niveau interne

Au niveau interne des États africains, la réduction des distorsions entre les prérogatives des titulaires des brevets et l'intérêt général dans le domaine de la brevetabilité du médicament implique également une utilisation efficace des flexibilités offertes par le droit international des brevets. Il s'agit notamment d'utiliser au maximum les ouvertures laissées par l'accord sur les ADPIC (A) et de réviser le système procédural d'octroi des licences obligatoires (B).

A. L'utilisation maximale des ouvertures de l'Accord sur les ADPIC

Nous avons vu que l'Accord sur les ADPIC laisse, dans certaines de ses dispositions, une marge de liberté aux États, leur permettant d'élaborer un système des brevets qui intègre les considérations de santé publique. Tel est le cas de l'article 31 qui prévoit la possibilité d'octroyer les d'octroyer des licences obligatoires dans des situations d'urgences ou de pratiques anticoncurrentielles sans en référer préalablement au détenteur du brevet. Une pleine exploitation de ces mesures de sauvegarde pourrait faciliter la prise des mesures en faveur de l'accès aux produits pharmaceutiques brevetés.

Alors qu'en 2002, ces ouvertures n'étaient exploitées que dans quelques législations sur les brevets, on note ces dernières années une généralisation de l'intégration des flexibilités de l'Accord sur les ADPIC dans le droit interne des États africains[107]. Mais il s'agit surtout de les intégrer efficacement, de manière à empêcher des lourdeurs procédurales qui pourraient contrarier leur mise en œuvre efficiente en cas de crise sanitaire[108].

C'est l'occasion de souligner l'importance de l'assistance technique de l'OMPI, notamment dans le cadre de son Plan d'action de l'OMPI pour le développement[109], qui pourrait également s'orienter à aider les pays africains à mieux intégrer les flexibilités de l'Accord sur les ADPIC dans leurs législations. Cette amélioration des lois de brevets passe également

---

[107]CEA, « Droits de propriété intellectuelle et développement », préc., pp. 214 et s. – Y.A. Vawda, « Compulsory Licenses and Government Use:Challenges and Opportunities », préc., p. 80.
[108]European Commission, « Compulsory licensing of intellectual property rights », Final study report, 2023, pp.23 et s.
[109] OMPI, « Plan d'action de l'OMPI pour le développement », https://www.wipo.int/edocs/pubdocs/fr/wipo-pub-rn2021-22-fr-wipo-development-agenda.pdf, consulté le 27/04/2024.

par la révision du système procédural d'octroi des licences obligatoires.

B. La révision du système procédural d'octroi des licences obligatoires

Lorsqu'il est judicieusement exploité, le système des licences obligatoires peut s'avérer un moyen efficace pour répondre aux besoins de santé publique des pays africains, notamment en cas d'exercice abusif des droits conférés par le brevet par leurs détenteurs. Mais l'une des critiques souvent faites à ce système porte sur la longueur et la lourdeur des procédures d'attribution[110].

L'examen des modalités d'octroi des licences obligatoires dans certains pays africains confirme, sauf quelques exceptions comme le Kenya, l'existence de tels problèmes. On retrouve par exemple des cas où l'examen des demandes de licences obligatoires est confié à un juge du fond[111] dont la saisine n'offre pas de garantie de célérité. De plus, cette procédure n'est pas toujours encadrée dans des délais stricts. Pour y remédier, on pourrait s'inspirer des propositions de J.M. Salamolard[112] : *« D'un point de vue pratique (...), il apparaît donc plus indiqué d'attribuer à une autorité administrative la compétence d'octroyer les licences obligatoires (...). Comme exemples de mesures, on peut penser, entre autres, à une*

---

[110] Voir dans ce sens, J. M. Salamolard, *Licences obligatoires en matière de brevets d'invention : étude de droit comparé*, préc., p. 224 et 225.

[111] Par exemple dans le système OAPI (Art. 47 – Ann. I Accord de Bangui, Acte de 2015). c

[112] *Ibid*, p.225.

procédure simplifiée ou accélérée, ou à un caractère non suspensif du recours en révision de l'indemnité ».

Certains pays en développement ont adopté un dispositif similaire dans leur système procédural d'octroi des licences obligatoires. C'est le cas de l'Afrique du Sud où la procédure d'octroi des licences obligatoires est confiée à une autorité administrative, le directeur de l'enregistrement, dont les décisions sont assorties de l'exécution provisoire[113]. D'autres pays en développement pourraient s'en inspirer afin de mieux adapter leurs systèmes d'octroi de licences obligatoires à leurs besoins d'intérêt public, comme ceux de santé publique. Il faudra également compter sur la voie consensuelle et autres partenariats interétatiques.

Section II : Le rapprochement des principales parties prenantes

Les développements faits jusqu'ici permettent de constater que les mesures d'intérêt général qui peuvent être prises en amont en matière de brevet pharmaceutique, au niveau multilatéral ou interne, ne constituent pas nécessairement la panacée à l'accès aux produits pharmaceutiques à des prix abordables aux populations des pays africains, et notamment

---

[113] En effet, la loi sud-africaine des brevets dispose à l'article 56-1A : *« Dans l'attente d'une décision définitive concernant une demande de licence obligatoire, il ne peut être interdit au requérant, sauf circonstances exceptionnelles, de porter atteinte au brevet »*.

dans des situations de crise sanitaire qui imposent de prendre des mesures urgentes.

Par ailleurs, pour s'approvisionner en produits pharmaceutiques, ils choisissent la voie des licences obligatoires en vue de la fabrication locale des médicaments concernés ou de leur importation sur le fondement de l'article 31 *bis* de l'Accord sur les ADPIC.

Cependant, l'utilisation de licences obligatoires en matière de brevet pharmaceutique, notamment en matière de vaccins[114], pouvant se heurter aux problèmes de communication du savoir-faire et d'équipement de pointe, la voie la plus réaliste pour les pays africains en général est celle du consensus entre l'industrie pharmaceutique et les États concernés (§1), sans négliger les effets bénéfiques d'une coopération Sud-Sud (§2).

§1. Le consensus entre les pouvoirs publics et les firmes pharmaceutiques

Nous examinerons l'objet d'un tel consensus (A) avant d'aborder les concessions qu'une telle démarche implique de la part des pays africains (B).

A. L'objet du consensus

La principale pierre d'achoppement à l'accès aux produits pharmaceutiques dans les pays africains

---

114 Sénat (France), « La levée des brevets relatifs aux vaccins contre la COVID-19 », *Les Synthèses de l'Office*, juillet 2021, p. 2.

étant les prix, les pouvoirs publics des pays africains, dans le cadre d'enceintes d'envergure comme l'Union Africaine, pourraient se rapprocher des firmes pharmaceutiques pour négocier des réductions de prix en fonction de leurs capacités budgétaires en matière de santé publique et du pouvoir d'achat de leurs populations. Il s'agira pour eux d'obtenir de ces firmes une fixation différenciée des prix de médicaments par rapport à ceux pratiqués dans les pays du Nord. Un rapport d'une réunion conjointe de l'OMS et de l'OMC sur la fixation différenciée des prix[115] atteste de sa faisabilité économique à l'égard de l'industrie pharmaceutique et révèle que cette dernière ne serait pas opposée à une telle voie, à condition, toutefois, de segmenter le marché pour éviter le détournement ou la fuite de médicaments à prix bas vers les marchés des pays développés, et de convaincre les consommateurs desdits marchés d'accepter ces différenciations de prix.

La fabrication locale des médicaments pouvant également avoir un impact positif sur la fixation différenciée des prix, notamment lorsque les matières premières pour leur production sont obtenues sur place[116], on pourrait, en outre, envisager un partenariat entre États africains et firmes pharmaceutiques pour le transfert de technologie, en

---

115 OMS/OMC, « Rapport de l'atelier sur la fixation différenciée des prix et sur le financement des médicaments essentiels », préc., p.11.

116 C'est le cas par exemple du Brésil où, grâce à la production locale, le prix moyen des antirétroviraux a baissé de 75 % entre 1995 et 2000, selon les termes du rapport OMS/OMC de l'atelier sur la fixation différenciée et le financement des médicaments essentiels précité, p10. – G. Velásquez, *Vaccines, Medicines and COVID-19 : How Can WHO Be Given a Stronger Voice*, préc., p. 39 et s.

vue de la fabrication locale des médicaments encore sous brevets et de la recherche sur les maladies propres aux pays africains. Pour rendre le transfert de technologie économiquement viable, on pourrait favoriser la création d'industries régionales de fabrication, notamment par la mise en place de chaînes de valeur régionales, pour la fabrication et la commercialisation de produits pharmaceutiques[117]. De telles initiatives collectives permettraient de réduire les coûts d'investissement qui seraient plus élevés, en cas d'actions isolées au niveau de chaque État africain[118].

La raison souvent évoquée par l'industrie pharmaceutique à l'absence de transfert de technologie vers les pays en développement est la protection insuffisante des droits de propriété intellectuelle[119]. Cette justification est devenue relative avec la signature de l'Accord sur les ADPIC, qui a conduit la plupart des États africains à mettre en conformité leurs lois de propriété intellectuelle avec les prescriptions de cet accord relatives au respect des droits de propriété intellectuelle. Néanmoins, en plus de l'élaboration des normes conformes à l'Accord sur les ADPIC, les pays africains devraient également s'impliquer activement dans la lutte contre la contrefaçon des médicaments, qui devient de plus en

---

[117]CUA/OCDE, « Dynamiques du développement en Afrique 2022 : Des chaînes de valeur régionales pour une reprise durable », 2002, pp. 39 et s. – UA, « Analyse de l'état actuel du développement de la fabrication pharmaceutique locale et des capacités réglementaires dans les communautés économiques régionales (CER) reconnues par l'Union africaine (UA) », 47 p.
[118] UA, préc., p. 30.
[119]Voir par exemple FIIM, *Les brevets : clés du progrès médical et du développement industriel*, éd FIIM, 1998, p. 11.

plus en Afrique un inquiétant problème de santé publique[120].

La fixation différenciée des prix de médicaments et/ou le transfert de technologie impliquent aussi, en contrepartie, des concessions de la part des États africains.

B. Les concessions des États

En plus des incitations fiscales et douanières en cas de partenariat pour la production locale de produits pharmaceutiques[121], un tel accord avec les firmes pharmaceutiques impliquera également pour les pays africains de renforcer les garanties de protection des droits des détenteurs de brevets pharmaceutiques par la mise en place d'un dispositif concret efficace de lutte contre les contrefaçons, le cas échéant avec l'appui de ces firmes.

Enfin, ceux des pays africains dont les législations autorisent l'épuisement international des droits devraient, en cas de consensus, le remplacer par un système d'épuisement régional, voire continental. Cela permettrait de préserver l'industrie pharmaceutique des importations parallèles qui ne se justifieraient plus si un tel partenariat venait à être signé. Une telle démarche permettrait de satisfaire à

---

[120] R. Harivel, « Faux médicaments en Afrique subsaharienne : comment l'industrie pharmaceutique peut-elle réduire leurs impacts ? », Thèse, Univ. Caen Normandie, 2012, pp. 4 et s.

[121] UA, « Analyse de l'état actuel du développement de la fabrication pharmaceutique locale et des capacités réglementaires dans les communautés économiques régionales (CER) reconnues par l'Union africaine (UA) », p. 17.

la fois l'intérêt général et celui des firmes pharmaceutiques titulaires de brevets.

Alternativement ou cumulativement à un partenariat entre États et firmes pharmaceutiques, il faudra également accorder une place à la coopération entre pays du Sud.

§2. La promotion d'une coopération Sud-Sud

La coopération Sud-Sud peut également jouer un rôle essentiel dans la politique d'accès aux médicaments à des prix abordables dans les pays en développement.

« Des expériences effectuées avec des [médicaments] brevetés et non brevetés (...) montrent qu'il est possible d'obtenir des réductions de l'ordre de 90 pour cent ou davantage par rapport aux prix pratiqués développés à travers des achats en gros »[122]. Ainsi, les achats groupés de médicaments peuvent permettre de réduire de manière sensible le prix des médicaments. Au niveau de l'Union africaine[123] et des communautés économiques régionales (CEMAC, CEDEAO, COMESA,...),

---

[122]OMS/OMC, « Rapport de l'atelier sur la fixation différenciée des prix et sur le financement des médicaments essentiels », précité, p.15.

[123]L'un des objectifs que s'est fixée l'Union africaine à l'article 3 (n) de son acte constitutif est d'« œuvrer de concert avec les partenaires internationaux pertinents en vue de l'éradication des maladies évitables et de la promotion de la santé sur le continent ». C'est ainsi qu'à par exemple été adopté au niveau de l'Union Africaine, le Plan de fabrication des produits pharmaceutiques pour l'Afrique (PMPA).

pourraient être créées des centrales d'achats groupés auprès des firmes pharmaceutiques. L'anticipation de telles stratégies permettrait de faire face plus efficacement, en aval, aux crises sanitaires.

C'est l'occasion de saluer l'Initiative pharmaceutique ancrée dans l'AfCFTA (Pharma Initiative)[124]. Lancée en novembre 2019, dans la foulée de l'entrée en vigueur de la ZLECAf et de la création de l'Agence Africaine du Médicament (AMA), par la Commission Economique des Nations Unies pour l'Afrique (CEA), en collaboration avec la Commission de l'Union Africaine (CUA), l'Agence de Développement de l'Union Africaine (AUDA-NEPAD), l'IGAD, l'OMS, l'ONUSIDA et d'autres agences compétentes des Nations Unies (ONU), cette initiative, à travers quelques pays africains pilotes, vise notamment à faciliter et plaider pour la production locale et l'approvisionnement groupé de médicaments, pour leur accès à des coûts abordables en Afrique[125]. Dirigée par la CEA, l'Initiative pharmaceutique « été approuvée par les ministres des finances et de la santé des pays ciblés, les communautés économiques régionales (CER), les décideurs politiques, les régulateurs, les parties prenantes multilatérales, les banques de développement, les membres de la famille des Nations Unies ainsi qu'un éventail d'acteurs du secteur privé. Entités représentant les organisations faîtières

[124]CEA, « Présentation de l'initiative pharmaceutique ancrée dans l'AfCFTA : leçons et expériences », https://www.uneca.org/sites/default/files/afcfta-pharma-initiative/afcfta-anchored-pharmaceutical-initiative-lessons-and-experiences/hlpf-side-event-cn-final-fr.pdf, consulté le 29/05/2024.

[125] Ibid., p. 2

régionales liées à l'industrie pharmaceutique et les principaux fabricants de médicaments. »[126]

Enfin, il est temps que les pays africains, comme dans les pays asiatiques[127], s'investissent dans le développement industriel de la pharmacopée, dont on a pu apprécier l'efficacité pendant la pandémie de la COVID-19. Avec l'appui des pays dynamiques dans ce secteur comme la Chine[128], l'industrialisation de cette pharmacopée, couplée d'une accentuation des activités institutionnelles de recherche et développement dans ce domaine, pourraient conduire à l'accessibilité des médicaments, afin de mieux répondre aux besoins de santé publique dans les pays africains et surmonter efficacement les crises sanitaires.

---

[126] Ibid., pp. 2-3.

[127]MINES ParisTech, « L'industrie pharmaceutique en Chine : Étude de l'évolution des acteurs privés et publics pour faire face aux nouveaux défis de la Chine du XXIème siècle », Rapport, Option Économie Industrielle 2018/2019, pp. 26-29, https://www.cerna.minesparis.psl.eu/Donnees/data15/1526-Industrie-mA-dicament-Chine.pdf, consulté le 1er/06/2024.

[128] Ibid., p. 26.

ANNEXE

Accord sur les aspects des droits de propriété intellectuelle qui touchent au commerce

(Extraits)

Préambule

Les *Membres*,

Désireux de réduire les distorsions et les entraves en ce qui concerne le commerce international, et tenant compte de la nécessité de promouvoir une protection efficace et suffisante des droits de propriété intellectuelle et de faire en sorte que les mesures et les procédures visant à faire respecter les droits de propriété intellectuelle ne deviennent pas elles-mêmes des obstacles au commerce légitime,

Reconnaissant, à cette fin, la nécessité d'élaborer de nouvelles règles et disciplines concernant :

a) l'applicabilité des principes fondamentaux du GATT de 1994 et des accords ou conventions internationaux pertinents en matière de propriété intellectuelle,

b) l'élaboration de normes et principes adéquats concernant l'existence, la portée et l'exercice des droits de propriété intellectuelle qui touchent au commerce,

c) l'élaboration de moyens efficaces et appropriés pour faire respecter les droits de propriété intellectuelle qui touchent au commerce, compte tenu des différences entre les systèmes juridiques nationaux,

d) l'élaboration de procédures efficaces et rapides pour la prévention et le règlement, au plan multilatéral, des différends entre gouvernements, et

e) des dispositions transitoires visant à ce que la participation aux résultats des négociations soit la plus complète,

Reconnaissant la nécessité d'établir un cadre multilatéral de principes, règles et disciplines relatifs au commerce international des marchandises de contrefaçon,

Reconnaissant que les droits de propriété intellectuelle sont des droits privés,

Reconnaissant les objectifs fondamentaux de politique générale publique des systèmes nationaux de protection de la propriété intellectuelle, y compris les objectifs en matière de développement et de technologie,

Reconnaissant aussi les besoins spéciaux des pays les moins avancés membres en ce qui concerne la mise en œuvre des lois et réglementations au plan intérieur avec un maximum de flexibilité pour que ces pays puissent se doter d'une base technologique solide et viable,

Soulignant qu'il importe de réduire les tensions en contractant des engagements renforcés de résoudre par des procédures multilatérales les différends sur des questions de propriété intellectuelle touchant au commerce,

Désireux d'instaurer un soutien mutuel entre l'OMC et l'Organisation Mondiale de la Propriété Intellectuelle (ci-après dénommée l'« OMPI ») et d'autres organisations internationales compétentes,

Conviennent de ce qui suit :

Partie I : Dispositions générales et principes fondamentaux

(...)

Article 6 *- Epuisement*

Aux fins du règlement des différends dans le cadre du présent accord, sous réserve des dispositions des articles 3 et 4, aucune disposition du présent accord ne sera utilisée pour traiter la question de l'épuisement des droits de propriété intellectuelle.

Article 7 *- Objectifs*

La protection et le respect des droits de propriété intellectuelle devraient contribuer à la promotion de l'innovation technologique et au transfert et à la diffusion de la technologie, à l'avantage mutuel de ceux qui génèrent et de ceux qui utilisent des connaissances techniques et d'une manière propice au bien-être social et économique, et à assurer un équilibre de droits et d'obligations.

Article 8 *- Principes*

1. Les Membres pourront, lorsqu'ils élaboreront ou modifieront leurs lois et réglementations, adopter les mesures nécessaires pour protéger la santé publique et la nutrition et pour promouvoir l'intérêt public dans des secteurs d'une importance vitale pour leur développement socio-économique et technologique, à condition que ces mesures soient compatibles avec les dispositions du présent accord.

2. Des mesures appropriées, à condition qu'elles soient compatibles avec les dispositions du présent accord, pourront être nécessaires afin d'éviter l'usage abusif des droits de propriété

intellectuelle par les détenteurs de droits ou le recours à des pratiques qui restreignent de manière déraisonnable le commerce ou sont préjudiciables au transfert international de technologie.

PARTIE II : Normes concernant l'existence, la portée et l'exercice des droits de propriété intellectuelle (...)

Section 5 : Brevets

Article 27 *- Objet brevetable*

1. Sous réserve des dispositions des paragraphes 2 et 3, un brevet pourra être obtenu pour toute invention, de produit ou de procédé, dans tous les domaines technologiques, à condition qu'elle soit nouvelle, qu'elle implique une activité inventive et qu'elle soit susceptible d'application industrielle. (5) Sous réserve des dispositions du paragraphe 4 de l'article 65, du paragraphe 8 de l'article 70 et du paragraphe 3 du présent article, des brevets pourront être obtenus et il sera possible de jouir de droits de brevet sans discrimination quant au lieu d'origine de l'invention, au domaine technologique et au fait que les produits sont importés ou sont d'origine nationale.

2. Les Membres pourront exclure de la brevetabilité les inventions dont il est nécessaire d'empêcher l'exploitation commerciale sur leur territoire pour protéger l'ordre public ou la moralité, y compris pour protéger la santé et la vie des personnes et des animaux ou préserver les végétaux, ou pour éviter de graves atteintes à l'environnement, à condition que cette exclusion ne tienne pas uniquement au fait que l'exploitation est interdite par leur législation.

3. Les Membres pourront aussi exclure de la brevetabilité :

a) Les méthodes diagnostiques, thérapeutiques et chirurgicales pour le traitement des personnes ou des animaux ;

b) Les végétaux et les animaux autres que les micro-organismes, et les procédés essentiellement biologiques d'obtention de végétaux ou d'animaux, autres que les procédés non biologiques et microbiologiques. Toutefois, les Membres prévoiront la protection des variétés végétales par des brevets, par un système *sui generis* efficace, ou par une combinaison de ces deux moyens. Les dispositions du présent alinéa seront réexaminées quatre ans après la date d'entrée en vigueur de l'Accord sur l'OMC.

Article 28 *- Droits conférés*

1. Un brevet conférera à son titulaire les droits exclusifs suivants :

a) Dans les cas où l'objet du brevet est un produit, empêcher des tiers agissant sans son consentement d'accomplir les actes ci-après : fabriquer, utiliser, offrir à la vente, vendre ou importer (6) à ces fins ce produit ;

b) Dans les cas où l'objet du brevet est un procédé, empêcher des tiers agissant sans son consentement d'accomplir l'acte consistant à utiliser le procédé et les actes ci-après : utiliser, offrir à la vente, vendre ou importer à ces fins, au moins le produit obtenu directement par ce procédé.

2. Le titulaire d'un brevet aura aussi le droit de céder, ou de transmettre par voie successorale, le brevet et de conclure des contrats de licence.

Article29 *- Conditions imposées aux déposants de demandes de brevets*

1. Les Membres exigeront du déposant d'une demande de brevet qu'il divulgue l'invention d'une manière suffisamment claire et complète pour qu'une personne du métier puisse l'exécuter, et pourront exiger de lui qu'il indique la meilleure manière d'exécuter l'invention connue de l'inventeur à la date du dépôt ou, dans les cas où la priorité est revendiquée, à la date de priorité de la demande.

2. Les Membres pourront exiger du déposant d'une demande de brevet qu'il fournisse des renseignements sur les demandes

correspondantes qu'il aura déposées et les brevets correspondants qui lui auront été délivrés à l'étranger.

Article30 - *Exceptions aux droits conférés*

Les Membres pourront prévoir des exceptions limitées aux droits exclusifs conférés par un brevet, à condition que celles-ci ne portent pas atteinte de manière injustifiée à l'exploitation normale du brevet ni ne causent un préjudice injustifié aux intérêts légitimes du titulaire du brevet, compte tenu des intérêts légitimes des tiers.

Article31 - *Autres utilisations sans autorisation du détenteur du droit*

Dans les cas où la législation d'un Membre permet d'autres utilisations (7) de l'objet d'un brevet sans l'autorisation du détenteur du droit, y compris l'utilisation par les pouvoirs publics ou des tiers autorisés par ceux-ci, les dispositions suivantes seront respectées :

a) L'autorisation de cette utilisation sera examinée sur la base des circonstances qui lui sont propres ;

b) Une telle utilisation pourra n'être permise que si, avant cette utilisation, le candidat utilisateur s'est efforcé d'obtenir l'autorisation du détenteur du droit, suivant des conditions et modalités commerciales raisonnables, et que si ses efforts n'ont pas abouti dans un délai raisonnable. Un Membre pourra déroger à cette prescription dans des situations d'urgence nationale ou d'autres circonstances d'extrême urgence ou en cas d'utilisation publique à des fins non commerciales. Dans des situations d'urgence nationale ou d'autres circonstances d'extrême urgence, le détenteur du droit en sera néanmoins avisé aussitôt qu'il sera raisonnablement possible. En cas d'utilisation publique à des fins non commerciales, lorsque les pouvoirs publics ou l'entreprise contractante, sans faire de recherche de brevet, savent ou ont des raisons démontrables de savoir qu'un brevet valide est ou sera utilisé par les pouvoirs publics ou pour leur compte, le détenteur du droit en sera avisé dans les moindres délais ;

c) La portée et la durée d'une telle utilisation seront limitées aux fins auxquelles celle-ci a été autorisée, et dans le cas de la technologie des semi-conducteurs ladite utilisation sera uniquement destinée à des fins publiques non commerciales ou à remédier à une pratique dont il a été déterminé, à l'issue d'une procédure judiciaire ou administrative, qu'elle est anticoncurrentielle ;

d) Une telle utilisation sera non exclusive ;

e) Une telle utilisation sera incessible, sauf avec la partie de l'entreprise ou du fonds de commerce qui en a la jouissance ;

f) Toute utilisation de ce genre sera autorisée principalement pour l'approvisionnement du marché intérieur du Membre qui a autorisé cette utilisation ;

g) L'autorisation d'une telle utilisation sera susceptible d'être rapportée, sous réserve que les intérêts légitimes des personnes ainsi autorisées soient protégés de façon adéquate, si et lorsque les circonstances y ayant conduit cessent d'exister et ne se reproduiront vraisemblablement pas. L'autorité compétente sera habilitée à réexaminer, sur demande motivée, si ces circonstances continuent d'exister ;

h) Le détenteur du droit recevra une rémunération adéquate selon le cas d'espèce, compte tenu de la valeur économique de l'autorisation ;

i) La validité juridique de toute décision concernant l'autorisation d'une telle utilisation pourra faire l'objet d'une révision judiciaire ou autre révision indépendante par une autorité supérieure distincte de ce Membre ;

j) Toute décision concernant la rémunération prévue en rapport avec une telle utilisation pourra faire l'objet d'une révision judiciaire ou autre révision indépendante par une autorité supérieure distincte de ce Membre ;

k) Les Membres ne sont pas tenus d'appliquer les conditions énoncées aux alinéas b) et f) dans les cas où une telle utilisation est permise pour remédier à une pratique jugée anticoncurrentielle à l'issue d'une procédure judiciaire ou administrative. La nécessité de corriger les pratiques anticoncurrentielles peut être prise en compte dans la détermination de la rémunération dans de tels cas. Les autorités compétentes seront habilitées à refuser de rapporter l'autorisation si et lorsque les circonstances ayant conduit à cette autorisation risquent de se reproduire ;

l) Dans les cas où une telle utilisation est autorisée pour permettre l'exploitation d'un brevet (le « second brevet ») qui ne peut pas être exploité sans porter atteinte à un autre brevet (le « premier brevet »), les conditions additionnelles suivantes seront d'application :

i) L'invention revendiquée dans le second brevet supposera un progrès technique important, d'un intérêt économique considérable, par rapport à l'invention revendiquée dans le premier brevet ;

ii) Le titulaire du premier brevet aura droit à une licence réciproque à des conditions raisonnables pour utiliser l'invention revendiquée dans le second brevet ; et

iii) L'utilisation autorisée en rapport avec le premier brevet sera incessible sauf si le second brevet est également cédé.

Article 32 - *Révocation/Déchéance*

Pour toute décision concernant la révocation ou la déchéance d'un brevet, une possibilité de révision judiciaire sera offerte.

Article 33 - *Durée de la protection*

La durée de la protection offerte ne prendra pas fin avant l'expiration d'une période de 20 ans à compter de la date du dépôt.

Article 34 - *Brevets de procédé : charge de la preuve*

1. Aux fins de la procédure civile concernant l'atteinte aux droits du titulaire visés au paragraphe 1 b) de l'article 28, si l'objet du brevet est un procédé d'obtention d'un produit, les autorités judiciaires seront habilitées à ordonner au défendeur de prouver que le procédé utilisé pour obtenir un produit identique est différent du procédé breveté. En conséquence, les Membres disposeront, dans au moins une des situations ci-après, que tout produit identique fabriqué sans le consentement du titulaire du brevet sera, jusqu'à preuve du contraire, considéré comme ayant été obtenu par le procédé breveté :

a) Le produit obtenu par le procédé breveté est nouveau ;

b) La probabilité est grande que le produit identique a été obtenu par le procédé et le titulaire du brevet n'a pas pu, en dépit d'efforts raisonnables, déterminer quel procédé a été en fait utilisé.

2. Tout Membre sera libre de disposer que la charge de la preuve indiquée au paragraphe 1 incombera au prétendu contrevenant uniquement si la condition visée à l'alinéa a) est remplie ou uniquement si la condition visée à l'alinéa b) est remplie.

3. Lors de la présentation de la preuve du contraire, les intérêts légitimes des défendeurs pour la protection de leurs secrets de fabrication et de commerce seront pris en compte. (...)

Partie III : Moyens de faire respecter les droits de propriété intellectuelle

Section 1 : Obligations générales

Article 41

1. Les Membres feront en sorte que leur législation comporte des procédures destinées à faire respecter les droits de propriété intellectuelle telles que celles qui sont énoncées dans la présente

partie, de manière à permettre une action efficace contre tout acte qui porterait atteinte aux droits de propriété intellectuelle couverts par le présent accord, y compris des mesures correctives rapides destinées à prévenir toute atteinte et des mesures correctives qui constituent un moyen de dissuasion contre toute atteinte ultérieure. Ces procédures seront appliquées de manière à éviter la création d'obstacles au commerce légitime et à offrir des sauvegardes contre leur usage abusif.

2. Les procédures destinées à faire respecter les droits de propriété intellectuelle seront loyales et équitables. Elles ne seront pas inutilement complexes ou coûteuses ; elles ne comporteront pas de délais déraisonnables ni n'entraîneront de retards injustifiés.

3. Les décisions au fond seront, de préférence, écrites et motivées. Elles seront mises à la disposition au moins des parties à la procédure sans retard indu. Les décisions au fond s'appuieront exclusivement sur des éléments de preuve sur lesquels les parties ont eu la possibilité de se faire entendre.

4. Les parties à une procédure auront la possibilité de demander la révision par une autorité judiciaire des décisions administratives finales et, sous réserve des dispositions attributives de compétence prévues par la législation d'un Membre concernant l'importance d'une affaire, au moins des aspects juridiques des décisions judiciaires initiales sur le fond. Toutefois, il n'y aura pas obligation de prévoir la possibilité de demander la révision d'acquittements dans des affaires pénales.

5. Il est entendu que la présente partie ne crée aucune obligation de mettre en place, pour faire respecter les droits de propriété intellectuelle, un système judiciaire distinct de celui qui vise à faire respecter la loi en général, n'affecte pas la capacité des Membres de faire respecter leur législation en général. Aucune disposition de la présente partie ne crée d'obligation en ce qui concerne la répartition des ressources entre les moyens de faire respecter les droits de propriété intellectuelle et les moyens de faire respecter la loi en général. (...)

Section 4 : Prescriptions spéciales concernant les mesures à la frontière (12) haut de page

Article 51
Suspension de la mise en circulation par les autorités douanières

Les Membres adopteront, conformément aux dispositions énoncées ci-après, des procédures (13) permettant au détenteur d'un droit qui a des motifs valables de soupçonner que l'importation de marchandises de marque contrefaites ou de marchandises pirates portant atteinte au droit d'auteur (14) est envisagée, de présenter aux autorités administratives ou judiciaires compétentes une demande écrite visant à faire suspendre la mise en libre circulation de ces marchandises par les autorités douanières. Les Membres pourront permettre qu'une telle demande soit faite en ce qui concerne des marchandises qui impliquent d'autres atteintes à des droits de propriété intellectuelle, à condition que les prescriptions énoncées dans la présente section soient observées. Les Membres pourront aussi prévoir des procédures correspondantes pour la suspension par les autorités douanières de la mise en circulation de marchandises portant atteinte à des droits de propriété intellectuelle destinées à être exportées de leur territoire.

Article 52 - *Demande*

Tout détenteur de droit engageant les procédures visées à l'article 51 sera tenu de fournir des éléments de preuve adéquats pour convaincre les autorités compétentes qu'en vertu des lois du pays d'importation il est présumé y avoir atteinte à son droit de propriété intellectuelle, ainsi qu'une description suffisamment détaillée des marchandises pour que les autorités douanières puissent les reconnaître facilement. Les autorités compétentes feront savoir au requérant, dans un délai raisonnable, si elles ont ou non fait droit à sa demande et l'informeront, dans les cas où ce sont elles qui la déterminent, de la durée de la période pour laquelle les autorités douanières prendront des mesures.

Article 53 - *Caution ou garantie équivalente*

1. Les autorités compétentes seront habilitées à exiger du requérant qu'il constitue une caution ou une garantie équivalente suffisante pour protéger le défendeur et les autorités compétentes et prévenir les abus. Cette caution ou garantie équivalente ne découragera pas indûment le recours à ces procédures.

2. Dans les cas où, à la suite d'une demande présentée au titre de la présente section, les autorités douanières ont suspendu la mise en libre circulation de marchandises comportant des dessins ou modèles industriels, des brevets, des schémas de configuration ou des renseignements non divulgués, sur la base d'une décision n'émanant pas d'une autorité judiciaire ou d'une autre autorité indépendante, et où le délai prévu à l'article 55 est arrivé à expiration sans que l'autorité dûment habilitée à cet effet ait accordé de mesure provisoire, et sous réserve que toutes les autres conditions fixées pour l'importation aient été remplies, le propriétaire, l'importateur ou le destinataire de ces marchandises aura la faculté de les faire mettre en libre circulation moyennant le dépôt d'une caution dont le montant sera suffisant pour protéger le détenteur du droit de toute atteinte à son droit. Le versement de cette caution ne préjudiciera à aucune des autres mesures correctives que peut obtenir le détenteur du droit, étant entendu que la caution sera libérée si celui-ci ne fait pas valoir le droit d'ester en justice dans un délai raisonnable.

Article 54 - *Avis de suspension*

L'importateur et le requérant seront avisés dans les moindres délais de la suspension de la mise en libre circulation des marchandises décidée conformément à l'article 51.

Article 55 - *Durée de la suspension*

Si, dans un délai ne dépassant pas 10 jours ouvrables après que le requérant aura été avisé de la suspension, les autorités douanières n'ont pas été informées qu'une procédure conduisant à une décision au fond a été engagée par une partie autre que le défendeur ou que l'autorité dûment habilitée à cet effet a pris des mesures provisoires prolongeant la suspension de la mise en libre circulation des marchandises, celles-ci seront mises en libre circulation, sous réserve que toutes les autres conditions fixées pour l'importation ou l'exportation aient été remplies ; dans les cas appropriés, ce délai pourra être prorogé de 10 jours ouvrables. Si une procédure conduisant à une décision au fond a été engagée, une révision, y compris le droit d'être entendu, aura lieu à la demande du défendeur afin qu'il soit décidé dans un délai raisonnable si ces mesures seront modifiées, abrogées ou confirmées. Nonobstant ce qui précède, dans les cas où la suspension de la mise en libre circulation des marchandises est exécutée ou maintenue conformément à une mesure judiciaire provisoire, les dispositions du paragraphe 6 de l'article 50 seront d'application.

Article 56 - *Indemnisation de l'importateur et du propriétaire des marchandises*

Les autorités pertinentes seront habilitées à ordonner au requérant de verser à l'importateur, au destinataire et au propriétaire des marchandises un dédommagement approprié en réparation de tout dommage qui leur aura été causé du fait de la rétention injustifiée de marchandises ou de la rétention de marchandises mises en libre circulation conformément à l'article 55.

Article 57 - *Droit d'inspection et d'information*

Sans préjudice de la protection des renseignements confidentiels, les Membres habiliteront les autorités compétentes à ménager au détenteur du droit une possibilité suffisante de faire inspecter toutes marchandises retenues par les autorités douanières afin d'établir le bien-fondé de ses allégations. Les autorités compétentes seront aussi habilitées à ménager à l'importateur une possibilité équivalente de faire inspecter de telles marchandises. Dans les cas où une détermination positive aura été établie quant au fond, les Membres pourront habiliter les autorités compétentes à informer le détenteur du droit des noms et adresses de l'expéditeur, de l'importateur et du destinataire, ainsi que de la quantité des marchandises en question.

***Article 58** - Action menée d'office*

Dans les cas où les Membres exigeront des autorités compétentes qu'elles agissent de leur propre initiative et suspendent la mise en libre circulation des marchandises pour lesquelles elles ont des présomptions de preuve qu'elles portent atteinte à un droit de propriété intellectuelle :

a) Les autorités compétentes pourront à tout moment demander au détenteur du droit tout renseignement qui pourrait les aider dans l'exercice de ces pouvoirs ;

b) L'importateur et le détenteur du droit seront avisés de la suspension dans les moindres délais. Dans les cas où l'importateur aura fait appel de la suspension auprès des autorités compétentes, celle-ci sera soumise, mutatis mutandis, aux conditions énoncées à l'article 55 ;

c) Les Membres ne dégageront aussi bien les autorités que les agents publics de leur responsabilité qui les expose à des mesures correctives appropriées que dans les cas où ils auront agi ou eu l'intention d'agir de bonne foi.

***Article 59** - Mesures correctives*

Sans préjudice des autres droits d'engager une action qu'a le détenteur du droit et sous réserve du droit du défendeur de demander une révision par une autorité judiciaire, les autorités compétentes seront habilitées à ordonner la destruction ou la mise hors circuit de marchandises portant atteinte à un droit, conformément aux principes énoncés à l'article 46. Pour ce qui est des marchandises de marque contrefaites, les autorités ne permettront pas la réexportation en l'état des marchandises en cause, ni ne les assujettiront à un autre régime douanier, sauf dans des circonstances exceptionnelles.

Article 60 - *Importations de minimums*

Les Membres pourront exempter de l'application des dispositions qui précèdent les marchandises sans caractère commercial contenues en petites quantités dans les bagages personnels des voyageurs ou expédiées en petits envois.

Section 5 : Procédures pénales haut de page

Article 61

Les Membres prévoiront des procédures pénales et des peines applicables au moins pour les actes délibérés de contrefaçon de marque de fabrique ou de commerce ou de piratage portant atteinte à un droit d'auteur, commis à une échelle commerciale. Les sanctions incluront l'emprisonnement et/ou des amendes suffisantes pour être dissuasives, et seront en rapport avec le niveau des peines appliquées pour des délits de gravité correspondante. Dans les cas appropriés, les sanctions possibles incluront également la saisie, la confiscation et la destruction des marchandises en cause et de tous matériaux et instruments ayant principalement servi à commettre le délit. Les Membres pourront prévoir des procédures pénales et des peines applicables aux autres actes portant atteinte à des droits de propriété intellectuelle, en particulier lorsqu'ils sont commis délibérément et à une échelle commerciale (...)

Partie V : Prévention et règlement des différends

Article 63 - *Transparence*

1. Les lois et réglementations et les décisions judiciaires et administratives finales d'application générale, rendues exécutoires par un Membre, qui visent les questions faisant l'objet du présent accord (existence, portée, acquisition des droits de propriété intellectuelle et moyens de les faire respecter et prévention d'un usage abusif de ces droits) seront publiées ou,

dans les cas où leur publication ne serait pas réalisable, mises à la disposition du public, dans une langue nationale de façon à permettre aux gouvernements et aux détenteurs de droits d'en prendre connaissance. Les accords concernant les questions faisant l'objet du présent accord qui sont en vigueur entre le gouvernement ou un organisme gouvernemental d'un Membre et le gouvernement ou un organisme gouvernemental d'un autre Membre seront également publiés.

2. Les Membres notifieront les lois et réglementations mentionnées au paragraphe 1 au Conseil des ADPIC pour l'aider dans son examen du fonctionnement du présent accord. Le Conseil tentera de réduire au minimum la charge que l'exécution de cette obligation représentera pour les Membres et pourra décider de supprimer l'obligation de lui notifier directement ces lois et réglementations si des consultations avec l'OMPI au sujet de l'établissement d'un registre commun des lois et réglementations aboutissent. Par ailleurs, le Conseil étudiera à cet égard toute mesure qui pourrait être requise en ce qui concerne les notifications à présenter conformément aux obligations imposées par le présent accord qui découlent des dispositions de l'article 6ter de la Convention de Paris (1967).

3. Chaque Membre devra être prêt à fournir à un autre Membre qui lui en fait la demande par écrit des renseignements du genre de ceux qui sont mentionnés au paragraphe 1. Un Membre qui a des raisons de croire qu'une décision judiciaire ou administrative ou un accord bilatéral spécifique dans le domaine des droits de propriété intellectuelle affecte les droits qu'il tient du présent accord pourra demander par écrit à avoir accès à cette décision judiciaire ou administrative ou à cet accord bilatéral spécifique ou à en être informé d'une manière suffisamment détaillée.

4. Aucune disposition des paragraphes 1, 2 et 3 n'obligera les Membres à révéler des renseignements confidentiels dont la divulgation ferait obstacle à l'application des lois ou serait d'une autre manière contraire à l'intérêt public, ou porterait préjudice aux intérêts commerciaux légitimes d'entreprises publiques ou privées.

***Article 64** - Règlement des différends*

1. Les dispositions des articles XXII et XXIII du GATT de 1994, telles qu'elles sont précisées et mises en application par le Mémorandum d'accord sur le règlement des différends, s'appliqueront aux consultations et au règlement des différends dans le cadre du présent accord, sauf disposition contraire expresse de ce dernier.

2. Les alinéas 1 b) et 1 c) de l'article XXIII du GATT de 1994 ne s'appliqueront pas au règlement des différends dans le cadre du présent accord pendant une période de cinq ans à compter de la date d'entrée en vigueur de l'Accord sur l'OMC.

3. Pendant la période visée au paragraphe 2, le Conseil des ADPIC examinera la portée et les modalités pour les plaintes du type de celles qui sont prévues aux alinéas 1 b) et 1 c) de l'article XXIII du GATT de 1994 formulées au titre du présent accord et présentera ses recommandations à la Conférence ministérielle pour adoption. Toute décision de la Conférence ministérielle d'approuver lesdites recommandations ou de prolonger la période visée au paragraphe 2 ne sera prise que par consensus, et les recommandations approuvées prendront effet pour tous les Membres sans autre processus d'acceptation formel.

Partie VI : Dispositions transitoires

***Article 65** - Dispositions transitoires*

1. Sous réserve des dispositions des paragraphes 2, 3 et 4, aucun Membre n'aura l'obligation d'appliquer les dispositions du présent accord avant l'expiration d'une période générale d'un an après la date d'entrée en vigueur de l'Accord sur l'OMC.

2. Un pays en développement membre a le droit de différer pendant une nouvelle période de quatre ans la date d'application,

telle qu'elle est définie au paragraphe 1, des dispositions du présent accord, à l'exclusion de celles des articles 3, 4 et 5.

3. Tout autre Membre dont le régime d'économie planifiée est en voie de transformation en une économie de marché axée sur la libre entreprise, et qui entreprend une réforme structurelle de son système de propriété intellectuelle et se heurte à des problèmes spéciaux dans l'élaboration et la mise en œuvre de lois et réglementations en matière de propriété intellectuelle, pourra aussi bénéficier d'un délai comme il est prévu au paragraphe 2.

4. Dans la mesure où un pays en développement membre a l'obligation, en vertu du présent accord, d'étendre la protection par des brevets de produits à des domaines de la technologie qui ne peuvent faire l'objet d'une telle protection sur son territoire à la date d'application générale du présent accord pour ce membre, telle qu'elle est définie au paragraphe 2, ledit Membre pourra différer l'application des dispositions en matière de brevets de produits de la section 5 de la Partie II à ces domaines de la technologie pendant une période additionnelle de cinq ans.

5. Un Membre qui se prévaut des dispositions des paragraphes 1, 2, 3 ou 4 pour bénéficier d'une période de transition fera en sorte que les modifications apportées à ses lois, réglementations et pratiques pendant cette période n'aient pas pour effet de rendre celles-ci moins compatibles avec les dispositions du présent accord.

Article 66 - *Pays les moins avancés membres*

1. Etant donné les besoins et impératifs spéciaux des pays les moins avancés membres, leurs contraintes économiques, financières et administratives et le fait qu'ils ont besoin de flexibilité pour se doter d'une base technologique viable, ces Membres ne seront pas tenus d'appliquer les dispositions du présent accord, à l'exclusion de celles des articles 3, 4 et 5, pendant une période de 10 ans à compter de la date d'application telle qu'elle est définie au paragraphe 1 de l'article 65. Sur demande dûment motivée d'un pays moins avancé membre, le Conseil des ADPIC accordera des prorogations de ce délai.

2. Les pays développés membres offriront des incitations aux entreprises et institutions sur leur territoire afin de promouvoir et d'encourager le transfert de technologie vers les pays les moins avancés membres pour leur permettre de se doter d'une base technologique solide et viable.

***Article 67** - Coopération technique*

Afin de faciliter la mise en œuvre du présent accord, les pays développés membres offriront, sur demande et selon des modalités et à des conditions mutuellement convenues, une coopération technique et financière aux pays en développement membres et aux pays les moins avancés membres. Cette coopération comprendra une assistance en matière d'élaboration des lois et réglementations relatives à la protection et au respect des droits de propriété intellectuelle ainsi qu'à la prévention des abus, et un soutien en ce qui concerne l'établissement ou le renforcement de bureaux et d'agences nationaux chargés de ces questions, y compris la formation de personnel.

Partie VII : Dispositions institutionnelles ; dispositions finales

***Article 68** - Conseil des aspects des droits de propriété intellectuelle qui touchent au commerce*

Le Conseil des ADPIC suivra le fonctionnement du présent accord et, en particulier, contrôlera si les Membres s'acquittent des obligations qui en résultent, et il ménagera aux Membres la possibilité de procéder à des consultations sur les questions concernant les aspects des droits de propriété intellectuelle qui touchent au commerce. Il exercera toute autre attribution que les Membres lui auront confiée et, en particulier, fournira toute aide sollicitée par ces derniers dans le contexte des procédures de règlement des différends. Dans l'exercice de ses fonctions, le Conseil des ADPIC pourra consulter toute source qu'il jugera appropriée et lui demander des renseignements. En consultation avec l'OMPI, le Conseil cherchera à établir, dans l'année qui suivra sa première réunion, des dispositions appropriées en vue d'une coopération avec les organes de cette organisation.

Article 69 - *Coopération internationale*

Les Membres conviennent de coopérer en vue d'éliminer le commerce international des marchandises portant atteinte à des droits de propriété intellectuelle. À cette fin, ils établiront des points de contact au sein de leur administration et en donneront notification et ils se montreront prêts à échanger des renseignements sur le commerce de ces marchandises. En particulier, ils encourageront l'échange de renseignements et la coopération entre les autorités douanières en matière de commerce de marchandises de marque contrefaites et de marchandises pirates portant atteinte au droit d'auteur.

Article 70 - *Protection des objets existants*

1. Le présent accord ne crée pas d'obligations pour ce qui est des actes qui ont été accomplis avant sa date d'application pour le Membre en question.

2. Sauf disposition contraire du présent accord, celui-ci crée des obligations pour ce qui est de tous les objets existant à sa date d'application pour le Membre en question, et qui sont protégés dans ce Membre à cette date, ou qui satisfont ou viennent ultérieurement à satisfaire aux critères de protection définis dans le présent accord. En ce qui concerne le présent paragraphe et les paragraphes 3 et 4, les obligations en matière de droit d'auteur pour ce qui est des œuvres existantes seront déterminées uniquement au regard de l'article 18 de la Convention de Berne (1971) et les obligations pour ce qui est des droits des producteurs de phonogrammes et des artistes interprètes ou exécutants sur les phonogrammes existants seront déterminées uniquement au regard de l'article 18 de la Convention de Berne (1971) tels qu'ils sont applicables au titre du paragraphe 6 de l'article 14 du présent accord.

3. Il ne sera pas obligatoire de rétablir la protection pour des objets qui, à la date d'application du présent accord pour le Membre en question, sont tombés dans le domaine public.

4. Pour ce qui est de tous actes relatifs à des objets spécifiques incorporant des objets protégés qui viennent à porter atteinte à un droit au regard de la législation en conformité avec le présent accord, et qui ont été commencés, ou pour lesquels un investissement important a été effectué, avant la date d'acceptation de l'Accord sur l'OMC par ce Membre, tout Membre pourra prévoir de limiter les mesures correctives que peut obtenir le détenteur du droit en ce qui concerne la continuation de ces actes après la date d'application du présent accord pour ce Membre. Dans de tels cas, le Membre devra toutefois prévoir au moins le paiement d'une rémunération équitable.

5. Un Membre n'aura pas l'obligation d'appliquer les dispositions de l'article 11 et du paragraphe 4 de l'article 14 aux originaux ou aux copies achetés avant la date d'application du présent accord pour ce Membre.

6. Les Membres ne seront pas tenus d'appliquer l'article 31 ni la prescription énoncée au paragraphe 1 de l'article 27 selon lesquels des droits de brevet seront conférés sans discrimination quant au domaine technologique, à l'utilisation sans l'autorisation du détenteur du droit, dans les cas où l'autorisation pour cette utilisation a été accordée par les pouvoirs publics avant la date à laquelle le présent accord a été connu.

7. Dans le cas des droits de propriété intellectuelle pour lesquels l'enregistrement est une condition de la protection, il sera permis de modifier les demandes de protection en suspens à la date d'application du présent accord pour le Membre en question en vue de demander une protection accrue au titre des dispositions du présent accord. Ces modifications n'introduiront pas d'éléments nouveaux.

8. Dans les cas où un Membre n'accorde pas, à la date d'entrée en vigueur de l'Accord sur l'OMC, pour les produits pharmaceutiques et les produits chimiques pour l'agriculture, la possibilité de bénéficier de la protection conférée par un brevet

correspondant à ses obligations au titre de l'article 27, ce Membre :

a) Nonobstant les dispositions de la Partie VI, offrira, à compter de la date d'entrée en vigueur de l'Accord sur l'OMC, un moyen de déposer des demandes de brevet pour de telles inventions ;

b) Appliquera à ces demandes, à compter de la date d'application du présent accord, les critères de brevetabilité énoncés dans le présent accord comme s'ils étaient appliqués à la date de dépôt de la demande dans ce Membre ou, dans les cas où une priorité peut être obtenue et est revendiquée, à la date de priorité de la demande ; et

c) Accordera la protection conférée par un brevet conformément aux dispositions du présent accord à compter de la délivrance du brevet et pour le reste de la durée de validité du brevet fixée à partir de la date de dépôt de la demande conformément à l'article 33 du présent accord, pour celles de ces demandes qui satisfont aux critères de protection visés à l'alinéa b).

9. Dans les cas où un produit fait l'objet d'une demande de brevet dans un Membre conformément au paragraphe 8 a), des droits exclusifs de commercialisation seront accordés, nonobstant les dispositions de la Partie VI, pour une période de cinq ans après l'obtention de l'approbation de la commercialisation dans ce Membre ou jusqu'à ce qu'un brevet de produit soit accordé ou refusé dans ce Membre, la période la plus courte étant retenue, à condition que, à la suite de l'entrée en vigueur de l'Accord sur l'OMC, une demande de brevet ait été déposée et un brevet ait été délivré pour ce produit dans un autre Membre et qu'une approbation de commercialisation ait été obtenue dans cet autre Membre.

Article 71 - *Examen et amendements*

1. À l'expiration de la période de transition visée au paragraphe 2 de l'article 65, le Conseil des ADPIC examinera la mise en œuvre du présent accord. Il procédera à un nouvel examen, eu égard à l'expérience acquise au cours de la mise en œuvre de l'accord, deux ans après cette date et par la suite à intervalles identiques. Le Conseil pourra aussi procéder à des examens en fonction de

tout fait nouveau pertinent qui pourrait justifier une modification du présent accord ou un amendement à celui-ci.

2. Les amendements qui auront uniquement pour objet l'adaptation à des niveaux plus élevés de protection des droits de propriété intellectuelle établis et applicables conformément à d'autres accords multilatéraux et qui auront été acceptés dans le cadre de ces accords par tous les Membres de l'OMC pourront être soumis à la Conférence ministérielle pour qu'elle prenne les mesures prévues au paragraphe 6 de l'article X de l'Accord sur l'OMC sur la base d'une proposition du Conseil des ADPIC élaborée par consensus.

Article 72 - *Réserves*

Il ne pourra être formulé de réserves en ce qui concerne des dispositions du présent accord sans le consentement des autres Membres.

Article 73 - *Exceptions concernant la sécurité*

Aucune disposition du présent accord ne sera interprétée :

a) Comme imposant à un Membre l'obligation de fournir des renseignements dont la divulgation serait, à son avis, contraire aux intérêts essentiels de sa sécurité ;

b) Ou comme empêchant un Membre de prendre toutes mesures qu'il estimera nécessaires à la protection des intérêts essentiels de sa sécurité :

i) Se rapportant aux matières fissiles ou aux matières qui servent à leur fabrication ;

ii) Se rapportant au trafic d'armes, de munitions et de matériel de guerre et à tout commerce d'autres articles et matériel destinés directement ou indirectement à assurer l'approvisionnement des forces armées ;

iii) Appliquées en temps de guerre ou en cas de grave tension internationale ;

c) Ou comme empêchant un Membre de prendre des mesures en application de ses engagements au titre de la Charte des Nations Unies, en vue du maintien de la paix et de la sécurité internationales.

TABLE DES MATIÈRES

Structures éditoriales du groupe L'Harmattan

L'Harmattan Italie
Via degli Artisti, 15
10124 Torino
harmattan.italia@gmail.com

L'Harmattan Hongrie
Kossuth l. u. 14-16.
1053 Budapest
harmattan@harmattan.hu

L'Harmattan Sénégal
10 VDN SICAP AMITIE 3
BP 45034 Dakar-Fann
direction@senharmattan.com

L'Harmattan Cameroun
Tsinga/Derrière polyclinique FECAFOOT
BP 11486 Yaoundé
Jacques.koukam@harmattan.fr

L'Harmattan Burkina Faso
Villa 281, secteur 23 623, rue 14.32
Ouagadougou
zagbie@outlook.fr

L'Harmattan Guinée
Almamya, rue KA 028 OKB Agency
BP 3470 Conakry
harmattanguinee@yahoo.fr

L'Harmattan RDC
185, avenue Nyangwe
Commune de Lingwala – Kinshasa
matangilamusadila@yahoo.fr

L'Harmattan Congo
219, avenue Nelson Mandela
BP 2874 Brazzaville
deunovmikhael@gmail.com

L'Harmattan Mali
Immeuble Mgr Jean Marie Cissé
Aci Hamadallaye
BP 145 Bamako
syllaka@yahoo.fr

L'Harmattan Togo
Djidjole – Maison Amela
face EPP BATOME
02 BP 20680 Lomé
didieramela11@gmail.com

L'Harmattan Côte d'Ivoire
Résidence Karl – Cité des Arts
Abidjan-Cocody
03 BP 1588 Abidjan
harmattan.ivoire@gmail.com

L'Harmattan Bénin
Rue 604, (Immeuble à l'entrée
de la rue UCAO- Cite de Saint-Jean)
Cotonou
stepcorpus@gmail.com

Nos librairies en France

Librairie internationale
16, rue des Écoles
75005 Paris
librairie.internationale@harmattan.fr
01 40 46 79 11
www.librairieharmattan.com

Librairie des savoirs
21, rue des Écoles
75005 Paris
librairie.sh@harmattan.fr
01 46 34 13 71
www.librairieharmattansh.com

www.ingramcontent.com/pod-product-compliance
Lightning Source LLC
LaVergne TN
LVHW051400061026
849535LV00009B/3281